探秘中药系列

中国药学会 中国食品药品检定研究院 中国健康传媒集团
组 织 编 写

探秘莲子

总主编 马双成
主 编 李瑞莲 康 帅

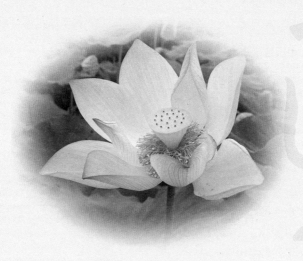

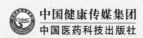

中国健康传媒集团
中国医药科技出版社

内 容 提 要

　　莲子具有悠久的药用历史。本书为"探秘中药系列"之一，由中国药学会、中国食品药品检定研究院、中国健康传媒集团组织编写，内容实用，语言通俗。全书分为莲子之源、莲子之品、莲子之用三部分，全面介绍了莲子的历史渊源、质量保障、合理使用等知识，并附有相关内容的视频二维码，方便读者更深入详细地了解莲子。本书既可为临床用药提供参考，也可作为公众了解中药知识的科普读物。

图书在版编目（CIP）数据

　　探秘莲子 / 李瑞莲，康帅主编 . — 北京：中国医药科技出版社，2023.12

　　（探秘中药系列）

　　ISBN 978-7-5214-4140-6

　　Ⅰ . ①探… 　Ⅱ . ①李… ②康… 　Ⅲ . ①莲子—普及读物

　Ⅳ . ① R282.71-49

　　中国国家版本馆 CIP 数据核字（2023）第 172375 号

美术编辑　陈君杞
版式设计　也 在

出版　**中国健康传媒集团** | 中国医药科技出版社
地址　北京市海淀区文慧园北路甲 22 号
邮编　100082
电话　发行：010-62227427　邮购：010-62236938
网址　www.cmstp.com
规格　889×1194mm $^1/_{32}$
印张　4 $^1/_2$
字数　94 千字
版次　2023 年 12 月第 1 版
印次　2023 年 12 月第 1 次印刷
印刷　北京侨友印刷有限公司
经销　全国各地新华书店
书号　ISBN 978-7-5214-4140-6
定价　36.00 元

获取新书信息、投稿、为图书纠错，请扫码联系我们。

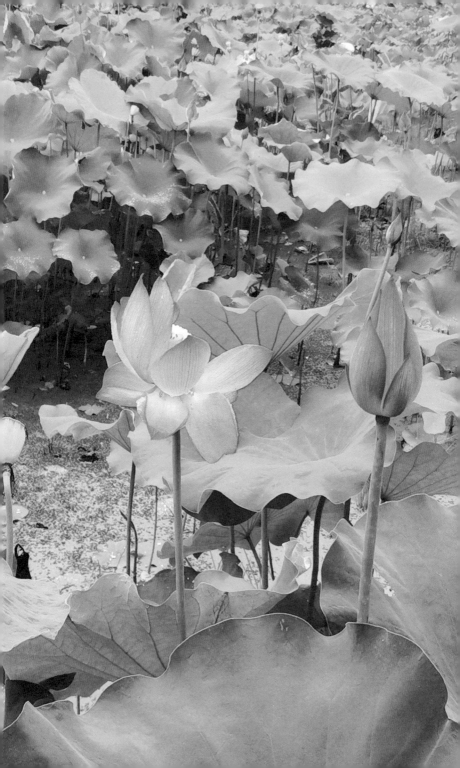

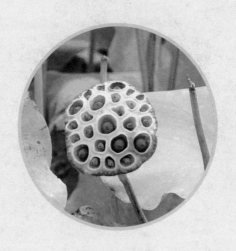

丛书编委会

总策划 吴少祯

总主编 马双成

编 委 （按姓氏笔画排序）

王 栋　　王晓燕　　刘亚蓉

李瑞莲　　连云岚　　汪 冰

张 萍　　林永强　　罗定强

胡芳弟　　聂凌云　　康 帅

傅欣彤　　翟宏宇

本书编委会

总主编 马双成

主　编 李瑞莲　康　帅

副主编 王湘波　马　杰　方　磊
　　　　　童　珂

编　委（按姓氏笔画排序）

于新兰　王　兵　王　莹

左甜甜　杨翠薇　肖　凌

汪　祺　陈　征　罗　艳

聂黎行　蒋晨昊　蔡　永

熊龙富

总主编简介

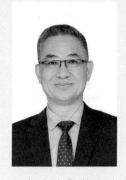

马双成，博士，研究员，博士研究生导师，享受国务院政府特殊津贴专家。现任中国食品药品检定研究院中药民族药检定所所长、中药民族药检定首席专家，世界卫生组织（WHO）传统医药合作中心主任，国家药品监督管理局中药质量研究与评价重点实验室主任，《药物分析杂志》执行主编，科技部重点领域创新团队"中药质量与安全标准研究创新团队"负责人。先后主持"重大新药创制"专项、国家科技支撑计划、国家自然科学基金等30余项科研课题的研究工作。发表学术论文380余篇，其中SCI论文100余篇；主编著作17部，参编著作16部。2009年获中国药学发展奖杰出青年学者奖（中药）；2012年获中国药学发展奖食品药品质量检测技术奖突出成就奖；2013年获第十四届吴阶平医学研究奖-保罗·杨森药学研究奖；2014年入选"国家百千万人才工程"，并被授予"有突出贡献中青年专家"荣誉称号；2016年入选第二批国家"万人计划"科技创新领军人才人选名单；2019年获第四届中国药学会-以岭生物医药创新奖；2020年获"中国药学会最美科技工作者"荣誉称号。

主编简介

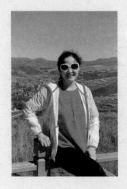

李瑞莲，湖南省药品检验检测研究院主任药师。国家实验室资质认定评审员、国家药品监督管理局保健食品及化妆品评审员、食品生产许可证国家注册审查员、湖南省医疗器械技术审评专家、湖南省卫生计生系列高级职称面试评委、湖南省药品 GMP 检查员及药品注册现场核查员、湖南省 GSP 检查员及湖南省行政执法人员。一直从事检验、标准研究、新药研究、业务审核及管理等工作。多次主持参与历版《中国药典》的标准起草研究及复核工作，其中天麻首乌片、妇科千金片等品种首次载入《中国药典》；主持完成了盐酸丁洛地尔等 14 个化学注射剂、补血生乳颗粒及妇炎康复片等 30 多个中成药品种的国家药品标准提高工作。主持研究的小儿咽扁颗粒、心可宁胶囊、胞磷胆碱钠系列制剂等 8 个国家药品评价性抽检质量分析报告获全国评比优秀；主持获批了金鸡系列制剂中毛两面针素检查项、心可宁胶囊中酸性红 73 检查项等 7 个补充检验方法。

主编简介

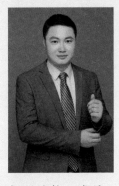

康帅，博士，副研究员，中国食品药品检定研究院中药民族药检定所中药标本馆副主任，中国中药协会中药数字化专业委员会秘书长，中华中医药学会中药标准与检验科学传播团队专家组成员，世界卫生组织传统医药合作中心和科技部重点领域中药质量与安全标准创新团队核心成员，国家药品监督管理局中药质量研究与评价重点实验室学术委员会委员，《药物分析杂志》《中国药学杂志》等审稿人。

从事中药材鉴定、中药数字化标本馆建设、中药材标准研究等方面的相关工作十余年。主要研究方向为本草文献、中药材鉴定和中药质量评价研究。主持青海省科技厅创新平台建设专项子课题1项、中国食品药品检定研究院关键技术基金课题1项，参加国家重大科技专项、国家自然科学基金、国家中医药管理局、青海省科技厅以及香港卫生署等多项科研任务。发表国内外学术论文70余篇；参与编写著作30余部（其中主编10部，副主编7部），如《中国种子中药材鉴定研究图典》《中国中药材及饮片真伪鉴别图典》《探秘三七》《中国药品检验标准操作规程》《中华人民共和国药典》（英文版）等。

前　言

　　科技创新、科学普及是实现创新发展的两翼，要把科学普及放在与科技创新同等重要的位置。中医药是中华文明的瑰宝，凝聚着中华民族的博大智慧。随着人们生活水平的不断提高，中医药已不只是在防病、治病中发挥作用，中医药的养生健康、"治未病"理念也逐渐融入人们的日常生活中。因此，增强中药安全用药的意识，形成良好的用药习惯，是非常重要，也是非常必要的。

　　近年来，为继承和发扬中医药文化，宣传和普及中药的合理用药常识，中国食品药品检定研究院联合组织中药学领域专家开展了"探秘中药系列"的编写工作。这套科普书籍以"药食同源"中药为主，每种中药单独成册，从中药的源、品、用三个层面全面介绍中药的历史渊源、质量保障、合理使用等知识，同时将反映药材的采收、加工、炮制等相关视频资料通过二维码的方式呈现，让读者更加直观和深入地了解每种中药。

　　在中国健康传媒集团中国医药科技出版社的大力支持下，

本次共出版10册，内容涉及黄芪、党参、莲子等10种公众关注度较高且常用的中药材，以期为相关专业的基层医务人员、监管人员和检验人员提供专业参考，也希望"探秘中药系列"可以成为公众健康生活、快乐生活的"好帮手"。

2023年8月

编写说明

　　睡莲科植物莲的入药部位众多，如莲子、莲心、莲房、莲须、荷叶等。在秋季果实成熟时采割莲房，取出果实，除去果皮，干燥或除去莲子心后干燥而得的成熟种子，即为"莲子"。其历代名称较多，如藕实、水芝丹（《神农本草经》）、莲实（《尔雅》郭璞注）、莲蓬子（《山西中药志》）、藕花心（《本草新编》）、石莲子（《名医别录》）、莲肉（《本草经集注》）等，直到明代，已经多被叫作"莲子"了，至此，莲子之名一直沿用至今。莲子的药用历史悠久，古今药效基本一致，现存最早记载莲子的文献是中药学著作《神农本草经》，历代药用为干品，至清代的《本草便读》上记载"鲜者可解暑邪，干者能宣脾胃。当炙为良。蒂则上升"，表明当时的莲子已有鲜用和干用的区别，并且疗效不同。现行版《中国药典》中莲子的性味归经与功效基本综合了古代医学典籍的描述，归纳为莲子性甘、涩，味平，归脾、肾、心经。具有补脾止泻、止带、益肾涩精、养心安神之功效，主治脾虚泄泻、带下、遗精、心悸失眠。

我国莲子分布较广，其中湖南湘潭、福建建宁、江西广昌、浙江武义等地的莲子尤为著名，历朝历代常作为贡品，故又有湘莲、建莲、赣莲、宣莲之称。

随着我国健康产业的蓬勃发展和人民生活水平的不断提高，莲子的用途也越来越广，涉及中药、保健食品和化妆品等多个领域，莲子产业进入高质量发展的"快车道"。为了使公众更加系统、全面地认识和了解莲子，笔者查阅大量相关书籍、专业期刊及网络资源等，咨询相关领域专家学者，并深入莲子道地产区进行调研，编写了《探秘莲子》这本科普图书。本书分为莲子之源、莲子之品、莲子之用三部分，全方位地介绍了莲子这一传统中药的历史渊源、质量保障、合理使用等知识。本书可供基层医务人员阅读，在临床用药服务中可作为基础的技术支持，在对公众进行宣传教育时也可作为基础的科普图书。同时，也可作为莲子种植、加工、经营者的参考资料。

本书在编撰过程中，得到了中国药学会领导的关怀和指导，得到了有关药学专家的热诚帮助，谨致以衷心的感谢！并向为本书的撰稿、编校、出版工作付出辛勤劳动的同志们致以深深的谢意！希望本书能成为促进广大公众健康生活、快乐生活的好帮手！

由于编者水平所限，书中疏漏之处在所难免，恳请广大读者提出宝贵意见。

编者

2023 年 9 月

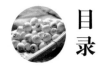

目录

第二章 莲子之品

第三章

莲子之用

第一章／莲子之源

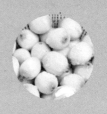

莲子是我国最为常见的药食同源的中药之一，具有补脾止泻、益肾涩精、养心安神等功效。在我国绝大部分省区各民族的传统医学中均有广泛应用，并且被开发成药品、食品、保健食品以及化妆品等产品，逐渐发展出多样化的莲子产业链，形成了目前庞大的"莲子产业体系"。随着健康产业的发展与全球化进程的加速，莲子不仅融入了国民的日常生活，更紧随世界贸易的步伐走出了国门。

资料显示，河南郑州大河村距今五六千年前的一处房基遗址的台面上，发现有两颗已炭化的莲子；两千年前的《诗经》中吟咏"山有扶苏，隰有荷华"（《郑风》）、"彼泽之陂，有蒲与荷"（《陈风》），诗句中的"荷"，即是"莲"的另一名称。莲花也成了华夏子孙心目中的"花之君子"，并以此来象征一个人洁身自好的气质、暗喻人们淡泊名利的美德。这也说明在很古老的年代，中国先民就开始采食莲子了。

古莲子是世界上迄今发现的寿命最长的花种子，被辽宁省政府指定为全省唯一奇特旅游产品。位于辽宁省大连市普兰店区的千年古莲园，现有莲花水面40亩，盛开在这里的大片莲花都是由古莲子繁衍而生的。

1951年，美国科学家李贝发表的《用碳14测定世界上古代植物和含碳古文物所处年代》论文中提到，我国普兰店的古莲子是在1041年左右。1953年，有人从普兰店地层的泥炭中挖到了五粒古莲子，送到中国科学院植物研究所后，古植物研究室的徐仁教授将这五粒苦莲子进行了一些处理，栽入盛有水土的花盆中，过了几天便都长出了幼小的荷叶，再将幼荷移到池塘里。不久，它们全都绽蕾开花，二白、二粉红、一紫红，花瓣与现代的莲荷几无区别，到了秋季，花瓣凋谢，都结出了莲蓬。此事引起了世界植物界的轰动。寿命已有千年的古莲子经过培育后依旧能够发芽开花，实为植物界的一大奇观。1962 年，时任中国科学院院长的郭沫若先生以古莲绽新花为题，对其赋诗咏赞。

由古莲子想起的

一千多年前的古莲子呀，

埋没在普兰店的泥土下。

尽管别的杂草已经变成泥炭，

古莲子的果皮也已经硬化，

但只要你稍稍砸破了它，

种在水池里依然迸芽开花！

这令我想到古代的诗歌，

文字高古，音韵也有了传讹，

有时好像天书，不知在说些什么。

但只要你细心地把它砸破，

你便听到几千年前的心声，

一抑一扬地应和着自己的脉搏。

这令我想到受到压迫的人民，

无论是被本族的奴隶主、封建主，

或是帝国主义者虎狼成群，

长久地镇压着没有一点声音。

但一朝觉醒了，睁开了眼睛，

全世界横卷着风暴和雷霆。

生命的火，谁能压灭了它？

不仅古莲子留下了它的生命，

就是煤炭也能放出大红的火花！

燃吧，燃吧，把纸老虎通通火化，

烧毁一切脚镣、手铐和颈枷，

使全世界成为人民的天下！

到1975年，大连自然博物馆的科研工作者在新金县东泡子公社附近的泥炭土层中，采集到古莲子，由大连市植物园进行培植，于5月初播种，到8月中下旬竟开出荷花。随后大连自然博物馆将古莲子赠送给中国科学院和日本北九洲市立自然史博物馆，经这些单位播种、培育后，古莲子也都能发芽、长叶、开花、结子。

莲子为什么会有如此惊人的生命力呢？首先要从它的特殊结构说起：莲子的外表有一层果皮特别坚韧，因为果皮的表皮细胞下面有一层坚固而致密的栅栏组织，当果实（莲子）成熟的时候，空气可以自由出入；但等到完全成熟了，孔道就会自然缩小，这时空气和水分便不能自由出入了，甚至连微生物也不容易进入，就像在果皮内形成了一个"密封舱"，保护着莲子的生命力。其次要从它的环境温度说起：在地面一米以下的泥土中温度是相对稳定的，一般都低于地面的温度，因此有利于种子长期保存。像普兰店一带，常年气温较低，雨量也不多，湿度较低，而泥炭层中的含氧量又很多，所以也就能解释为什么当地古莲子能保持其生命达 10 个世纪之谜了。

第一节
莲子的传说

我国莲子的种植和使用历史悠久，分布非常广泛。经过时间的沉淀，相传四大名莲为湘莲、建莲、赣莲、宣莲，也流传下来许多关于莲子的美丽传说。

一、朱熹与莲子

五夫里位于福建省武夷山市的东南部，自然环境幽美，气候宜人，物产丰富，人烟稠密，盛产白莲、红菇、田螺，素有"白莲之乡"的美称，是南宋朝理学宗师朱熹的故乡，朱子理学的形成地，朱熹在五夫里从师就学长达40余年。

传说有一年的夏天酷热难当，少年朱熹夹着书本走在林荫道旁，面对莲田高声诵读周敦颐的《爱莲说》："出淤泥而不染，濯清涟而不妖，中通外直，不蔓不枝……""莲花之君子者也……"。这时朱母远远地叫着他的小名寻了过来，手中还端着一碗莲子汤，朱熹慌忙放下手中的书，恭恭敬敬地双手捧过莲子汤，端到母亲面前，愧疚地说："母亲，您每天为我操劳，还是您先喝吧！"望着这聪明懂事的孩子，母亲百感交集地道："孩儿，莲乃花之君子，浑身都是宝。建莲作为贡品，一直供皇上享用，百姓也可自种自享，如此看来，君王庶民均为一体，孔孟之道存与其中。莲子，心是苦的，抽掉莲子心，它却甘美无比；莲藕也是人们喜爱的佳肴，还可制成藕粉；荷叶味苦，但清热解暑，也可供观赏。这其中的含义，你应该都知道，做人也该如此，做一个有用的正人君子。"说完，母亲又慈爱地将这碗蕴涵着做人道理的莲子汤送到朱熹手上，朱熹细细品着母亲这番意味深长的话语，沉思良久，终于悟出此中之意：莲子，即怜子也，慈母怜子的心是苦的，待日后学有所成时，那慈母的心就像抽掉苦心的莲子一样，变得甘美无比了。我应当发奋读书，用以报答母亲的这份养育之苦心。从那以后，朱熹更加废寝忘食地求学上进，常常苦读至深夜，19岁就荣登进士，后来成为了一代理学宗师。朱熹与莲子的传说也在当地流传开来，后人也常常用"莲花"来比喻一个人潜心做学问，淡泊名利的美德。

二、西施与莲子羹

相传在吴越争霸时期，范蠡护送西施去吴国，行走在嘉兴的路上，西施突然脸色变白，心疼如焚，用手捂住胸口忍痛地说："范大人，我的心绞痛又犯了！"范蠡很着急，只得让西施临时住在嘉兴养病，亲自为她请医疗病，照料有加。一转眼三个月过去了，西施的病情没有好转反而加重了，范蠡愁得茶饭不香，坐立不安。一日，范蠡带着西施来到鸳鸯湖畔，一眼望去，琳琅满目的荷叶应接不暇，还有美丽的姑娘正摇着小船，喜笑颜开地在湖心采摘莲蓬。这时，范蠡招呼相距不远的一位姑娘说："请卖些莲蓬给我"。姑娘用竹竿一点，撑船而来，给范蠡扎了一大捆并说："客官，这鲜莲子味美清香，甘甜可口，就连神仙吃了也得称赞。听我祖母讲，煮莲子羹喝，不仅能充饥而且还能补心肺呢"。范蠡喜出望外说："那我马上回去煮莲子羹给西施姑娘吃"。姑娘笑着说："要用陈莲子煮莲子羹才能有效呵！"范蠡听了如获珍宝，兴冲冲地进城买回许多陈莲子，亲自给西施熬煮莲子羹。过了好一会儿，一大碗扑鼻清香的莲子羹就端到了西施面前，西施食后，感觉味道很美，越吃越香并连连赞美。

第二天一早，范蠡又来探望西施的病情。西施称谢道："感谢范大人为我操劳，我食用莲子羹后，整个心绞痛病大有好转，这真是我今生遇到的能起死回生的好药啊！"范蠡听了十分高兴，每日更加精心地熬煮莲子羹给西施喝，西施的精神越来越好，脸色也更加红润，没过多久，西施的病就痊愈了，人们欢呼雀跃，奔走相告。在范蠡呵护西施继续赴吴国动身那天，人们怀着喜悦和不舍的心情赶来送行。于是，西施吃莲子羹治好心绞痛病的事一下子就传开了。从此，当地人每逢盛夏来临，都要煮上一碗莲子羹喝，这也成为外地人入乡随俗的一个习惯了。

三、四大名莲的传说

（一）天下第一白莲——湘莲的传说

相传在很久以前，湘潭县东南部的紫荆山上有一个凸起的山峰，名叫莲花寨。据说莲花寨里有一个占地面积几百亩的莲田，是财主马万财的。但因为他懒惰，不肯劳作，因此便雇佣了一个名叫王玉的小伙帮他种莲。王玉不仅勤劳能干，而且为人老实，白天帮财主种植莲花，夜晚帮他看管山林，因此他便在山中搭建了一个安身的茅草棚。

王玉种莲非常精心，灌水、施肥、除虫、除草等工作做得及时并充分，把马家的莲子种得很旺盛，结实多，颗粒又大，为马家赚了不少的钱，因此马家留他干了几十年。王玉渐渐地老了，但每天还是要干很重的活，回茅棚里还要自己做饭、洗衣服，十分劳苦和孤单。一天，他拖着疲劳的身子回到茅棚，又饿又累，实在不想动了，但肚子里咕咕地叫，没办法，还得去生火做饭。他去灶前生火，可灶里的火还未熄灭；他又去刷锅，可锅里已有了热气腾腾的饭菜，还有一碗莲子汤。他感到很奇怪，但迫于饥饿，打算先吃饱肚子再说，饭菜特别的香，吃了以后力气大增，神清气爽。以后接连数日，天天如此。他开始以为是哪个好心人帮他做饭、洗衣服，可又不见人影。他决心弄个明白。一天，他提早收工上山，躲在凹地附近的树林里，看有什么人来。等着等着，忽然一阵芳香飘来，凹地池中飘起两片翠绿的大荷叶，接着长出一枝未开的莲花。莲花渐渐开放，花蕊中有一个十六七岁的小姑娘，满面粉红，像莲花一样美丽，身材窈窕，上穿粉红衣，下系翠绿裙，光彩照人，从莲花上走下来，上了岸，走进茅棚去了。一会，茅棚顶上升起缕缕炊烟，飘出饭菜的香味。而他再看池中的莲花，已经不见了。一会，姑娘又拿出他的衣服，在池中洗干净，拿进屋去了。王玉怕惊动姑娘以后不再来，便躲在树林里不敢发出动静。傍晚，那姑娘从茅棚中走出来，来到池边，手一招，池中又涌现出那枝大莲花。姑娘走进莲花之中，霎时，荷叶莲花沉下水去。

这样又过了几天，王玉觉得人家天天帮自己做事，连谢都不谢一声，太对不起人家了。有一天，姑娘走进茅棚后王玉就跟了进去，在门口咳嗽了一声，惊动了姑娘，姑娘一见到他立刻就要走。王玉挡住说："我知道你是莲花仙女，天天帮我做事，我只想当面谢你一声，没有别的意思。"姑娘说："我不是莲花仙女，而是莲花仙子的弟子，叫金莲花，田里的莲花都是我的姐妹。莲花仙子感谢你精心照料我们姐妹，又见你孤身一人，生活困苦，派我来帮助你。"说完姑娘便走了。王玉也不强留，只是叹了一声气说："我一个孤老头子，要是有你这样一个孙女就好了，希望你以后常来。"金莲花同情地点了点头，飘然而去。

一天金莲花又来了，并告诉王玉，说莲花仙子已经同意将她给老人做孙女，从此以后金莲花便再也没有回去。金莲花安分勤劳，又心灵手巧。她每天做好饭菜等爷爷回来吃，将衣服洗得干干净净给爷爷穿。她还砍了一些木头，盖了一栋小巧玲珑的木房子。凹地池里长出茂盛的莲花，结的莲子又大又好，成熟期又早，王玉把它们采摘下来挑到市场上卖了好价钱，日子慢慢过得富裕起来，加上生活上有金莲花的照料，精神上也很快活。这就是我们所说的天下第一白莲——湘潭莲子的传说。

（二）李直与荷花仙子——建莲的传说

建宁种植莲子有一千多年历史了，县城濉城西门的百口莲塘因土肥水好，生产的莲子成为进贡皇宫的精品，被称为"贡莲"。相传盘古开天地不久，王母娘娘在天宫瑶池请各路神仙吃蟠桃宴，仙女们也都争着送各种仙果为王母娘娘祝寿。可惜荷花仙子捧着鲜莲子汤姗姗来迟，这惹得王母娘娘很不高兴，又见她进贡的只是一碗鲜莲子汤，一气之下，挥手把荷花仙子的那碗鲜莲子汤打落了，泼向人间，正好落在金铙寺前的两口放生池内，没过几天，那两口池塘一口开红花，一口开白花。荷花仙子也随之被贬到建宁的金铙山受罪，还派了一条在金铙山修炼的蛇精看管她。

那么金铙寺前的莲花又怎么移植到濉城西门莲塘呢？这与一个叫李直的人有关。

李直是濉城西门龙宝山下以卖柴为生的一位后生，壮实得像一棵笔直的松树，他性格耿直，待人热情，好打抱不平，是个敢为朋友两肋插刀的人。农历六月二十四，李直到金铙山砍柴，被一条红石溪挡住了去路。正当他在疑惑间，他看到了对岸走来一位洗衣姑娘，美貌如仙，便大声问她："姑娘，这附近可有桥过？"那姑娘见是一位打柴的后生，长得眉清目秀，玉树临风，心下就有了好感，便从竹篮里抽出一条红绸带向对岸抛去，瞬时，红绸带就变成了一座桥。李直连忙走过桥，向姑娘道谢后，便往山里走去。

正在这时，忽听得山顶一声响，一条蟒蛇大声喝道："大胆荷花仙子，竟敢与凡人交往，我要奏明王母娘娘，重重地治你！"李直明白过来洗衣姑娘是荷花仙子，因渡自己过河而受罪，就跪下来替荷花仙子求饶，说愿替荷花仙子受罪。那蛇精因为看管荷花仙子，三个月不食肉味了，嘴早就馋得要命，见了李直就像白骨精见了唐僧，蛇精对李直说："你帮我做件事，做好了可免荷花仙子之罪，做不好我就吃了你。"李直问："帮你做什么事？"蛇精说："到我的住处，拿一根扁担，到后山把两捆柴挑回来。"李直想，自己天天砍柴，挑两担柴有何难，便点头答应了。他去蛇精住处拿起扁担转身就走。荷花仙子等在门外，待李直一出门，便拉住他说："大哥，那根扁担就是蛇精变的，那两捆柴是两只睡着的老虎，只要你惊动了它们，它们就会吃了你。"李直大吃一惊，荷花仙子又教李直："你拿扁担时，要抓住扁担的七节处，七节是蛇的七寸，它就吃不到你。拿了扁担到后山竹林挑柴时，你要把扁担两头分别向两捆柴火的中间戳去，那是老虎的嘴巴，老虎就吃不到你了。"

李直按照荷花仙子的话去做，戳死了两只老虎，并用蛇精做的扁担想挑两只死老虎回城卖个好价钱，走到半路，累得不行，李直便坐在路旁歇歇脚，蛇精偷偷脱身，很快没入路旁的草丛，李直回头一看，那根扁担不见了，知道那蛇精溜了，便提着柴刀朝蛇精大步追去。追到一片竹林里，蛇精突然不见了，正当李直在东张西望寻找蛇精时，荷花仙子飘然而至，对李直说："那蛇精就藏在这片竹林里，你从东往西数，数到第一百零八根竹子，那就是蛇精，你朝第七节处砍去，它必死无疑。"李直按照荷花仙子说的，找到了那根竹子，拿起柴刀朝第七节处用力一砍，顿时鲜血喷涌而出，随之，飞出一截蛇头来，掉在地下挣扎了几下，就死了。

荷花仙子很感激李直，说："大哥，你真勇敢，除了恶魔，让我得到了解脱，也为民除害了。"说完，就把两根白白的莲藕给他，说："你拿回去栽在田塘里，好生管理，不久就有收成，比你砍柴强多了。"

李直一回到家就把那两根莲藕栽在西门的一口塘里，只过了一夜，莲花就开满了塘，再过一夜又迅速向两旁的稻田蔓延，后来李直乡亲们在西门外又开了九十九口塘。为什么西门的莲子出名，就因为那莲子是荷花仙子送的莲种。

不久，李直娶了个貌若荷花仙子的新娘，这是后话。结尾要说的是，后来，莲子在建宁广为种植，成了建宁人民发家致富的特产。建宁人民也将李直把莲花移植在建宁城关西门莲塘的那天定为"莲花节"，也称"观莲节"。

（三）叶法善与八仙——宣莲的传说

这是一则广泛流传在瓯江两岸（丽水、青田、莲都、松阳、宣平溪流域）有关宣莲来历的传说。

传说唐代罗浮真人叶法善自从在四川青城山道教第五洞天拜赵元阳真人为师，学成天道、地道、人道、医道后，并不满足，反而更加虚怀若谷，四处寻访道教高人，踏遍东西南北中各地名山大川。其间受道教第二十七洞天句曲仙人天台茅君飞印真传，曾赴中岳追随韦俊善真人学炼丹之术，受医圣孙思邈真传，在广东罗浮山学占卜，穷究天地玄妙，苦学方外之术，以济病消灾济世，一时名动道界，各路有道之士，天涯奇人都纷纷与之结交。

唐高宗李治永徽元年（公元650年），这年，叶法善三十四岁，回归故里，在全塘口宣阳观开设道场法坛，一边讲解道学，一边替乡亲治病消灾，消息不径而走，引起在蓬莱瀛海修道的八仙好奇和向往。八仙其事虽幻，其人是真。哪八仙呢？汉钟离、张果老、韩湘子、铁拐李、吕洞宾、曹国舅、蓝采和、何仙姑是也。八仙相约结伴，一起来到宣阳观，进入观中见叶法善并不传道讲法，只在替一老人诊断病情。老人面色槁枯，气若游丝，已与死人无二。吕洞宾看了看对张果老低声说："这个人命数已到，无药可救了。"张果老问："他患何病？"吕洞宾贴耳潜声："痰浊瘀血。"张果老叹口气说："且看他如何料理。"

这时，叶法善已诊断毕，对病人家属说："老人无碍，先予金针救治。"吕洞宾忍不住叫了起来："老人患了什么病，你敢乱施针刺？"叶法善抬头一看，才见到八张陌生面孔，人人都有异样，个个神光饱满，心中一动，莫非是传说中的八仙来临？当下不便询问，深施一礼说："老人患了痰浊瘀血之症，时日已久，恐不胜药力，只能先行金针救治。"张果老接着问："何谓痰浊？何谓瘀血？"叶法善从容说："有形之痰谓痰症，无形之痰谓痰，二者俱存称痰浊，浊而成核，致生瘀血，指的是血流变稠，堵塞血脉，积毒体内，久而成痈。师父孙思邈教我，此乃肠痈之症，肠里患了毒疮也。"

八仙听是医圣所授，顿时肃然起敬，连忙致歉："我等妄言了，上天有好生之德，快请救救他。"叶法善提神凝气，指压穴位，将金针分别度入老人百会、肝俞、胆俞、胃俞、三焦、肾俞、脾俞、大肠俞、小肠俞九个穴位。八仙见其用针深浅轻重快慢缓急不一，临针刺穴手法变化多端，令人十分惊羡。燃尽二炷香时，老人忽然开口说："快扶我大解。"叶法善说："贫道自扶他去，看看粪便颜色，再作计较。"返回后，叶法善说："痰浊瘀血多半已排出。"

吕洞宾自誉为八仙中第一神医，竟从未阅历这般针法和医术，自觉汗颜，便恭恭敬敬地说："叶道长果然好医道，名不虚传，似这般恶症一时半会儿竟起死回生了，这针法医术可有称呼？"叶法善也恭恭敬敬地说："八仙就是瀛海八仙了，贫道有失远迎啊。贫道未曾从师前，在家学会了鬼门七针，从师后有幸蒙医圣孙思邈传我鬼门十三针，共二十个穴位，鬼门针灸是鬼谷子先生所遗，世间恐少有人知。八仙也是道中人，若有兴致贫道将倾囊相授，多一人学会就能多救无数生灵呐。"众皆称谢不已。自此，八仙在宣阳观住下，逐日论道讲学，相互攻学医术，如《诗经·淇奥》云："如切如磋，如琢如磨。"不知不觉过了七天，老人的病也根治了，八仙也把鬼门针灸学到手了。

这一日，八仙来拜别叶法善，何仙姑拿来一包东西赠送叶法善，并说："上古神农氏在泽国尝百草，述《百草经》，获仙草一株，花萼内结籽八粒，不知为何物，就取名为菡萏，分投于泽国中的湘湖、洞庭、鄱阳、闽湖四地各二粒。不知过去多少年后被我发现，我不识此物，但认定是奇花异果，便精心培育起来，历时八载终得花开如盆，果实如蓬，因我姓何，就在何字上加了草头，取其名为荷。也将此果实当餐充饥，日日不断，如今80岁了，红颜未改，身轻体健。今日将这包荷赠送于你，报答你对我们的深情厚意，深望你在自己家乡试种圆满，使你与乡人食之得寿。"

（四）莲神七太子——赣莲的传说

相传很久以前，广昌驿前住着一个勤劳淳朴的青年叫大山，靠打柴维持生计，养活哑爷爷和盲妻子，家境十分贫寒。一天，七仙女偷偷下凡玩耍，路过广昌驿前，看到山清水秀，景色迷人，民风淳朴，世外桃源一般，便一齐停下来观赏。停的地方刚好是大山家门口。大山见天上飘来七个漂亮的妹妹，喜出望外，赶紧搜罗出自家最好的食品来招待这些姑娘。姑娘们开心地玩了一整天，告别时，姑娘们每人从头上摘下一颗珍珠，丢进大山的屋前池塘中。立刻，池塘中长出了团团的碧绿的叶，开出了粉红的花，结出了硕大的莲蓬，莲蓬里装满了珍珠般的果实，这就是莲叶、莲花、莲蓬、莲子。大山高兴极了，每天劳作回来，总要领着哑爷爷和盲妻子去池塘边转转。

一天，大山从山上砍柴回来，肚子饿得出奇，而且饿得难以忍受，可家里冰锅冷灶，什么充饥的也没有。这时，他想起了池塘里的莲蓬，何不摘一个充饥？于是，他便到池塘边伸手摘下一个莲蓬，剥开一尝，味道甜香，饥饿瞬间消失，感觉神清气爽。他赶忙给哑爷爷和盲妻子送去几粒，真神奇！吃下莲子后，哑爷爷能说话了！盲妻子能看见东西了！从此以后，广昌十里八乡的村民家家都种起了白莲。

后隋末唐初兵荒马乱，当地莲农面临生活绝境，这时有七位头戴荷叶帽、手拿莲花棒、肩背荷花篓的仙童送来荷叶饼、莲花水解救众生，并除暴安良，驱邪扬善，帮助莲农重建家园。一夜之间，所有的莲田荷叶依依、碧波涟涟，白莲生产恢复往日的繁荣，此时，七仙童却飘然而去，此日正是农历六月廿四。为感戴他们的恩德，村民们把农历六月廿四定为"莲花生日"，称救危济困的七仙童为"莲神七太子"。

数年后，又逢农历六月廿四，一场大雨使当地山洪暴涨，这时漂来一株古樟，奇怪的是它一直在漩涡中循环往复，竟没有随河水漂走，村民顿觉此古樟与村子有缘，便将它留了下来。这天夜里，众乡亲同做一梦：荷花七仙童化作香樟，再临莲乡降吉祥。于是，村民们请来木雕师傅，把古樟雕塑成七尊菩萨，作为"莲神七太子"的化身，并在大禾港畔古樟循环往复之处，依山傍水，建起一神庙，供奉"莲神七太子"，并取名"莲神太子庙"。此庙位于广昌县赤水镇大禾村，至今还供奉着"莲神七太子"塑像。庙正门两侧书写三幅对联："庙貌垂千古，威灵镇四方""莲花广织田地锦，仙子深通世人情""神妙香缘联闽粤，太和气象映乾坤"，而且至今都还保留着莲神太子庙会的习俗。

第二节
莲子名称的由来

　　莲的入药部位众多，莲子、莲心、莲房、莲须、荷叶等均可入药，莲子仅是其中一个入药部位，它的别名有很多。如藕实、水芝丹（《神农本草经》）、莲实（《尔雅》郭璞注）、莲蓬子（《山西中药志》）、藕花心（《本草新编》）、石莲子（《名医别录》）、莲肉（《本草经集注》）等，均为历代莲子的名称。

　　《神农本草经》中记载："莲，芙渠之实也。"南北朝时期的《本草经集注》曰："藕实茎……即今莲子。"这是"莲子"一词最早的文献记载。而郭璞所注《尔雅》中将莲子称为"莲实"，此时使用的莲实之名，即为现今莲子。到唐代《新修本草》时又有记载："藕实，一名水芝丹，一名莲。"作为当时具有药典性质的本草，说明莲子在唐朝被称为藕实、莲、水芝丹，与唐以前各朝代的名称无异。宋代唐慎微的《经史证类备急本草》记载"莲子"时依然沿用"藕实"的名称，同时记载道："陶隐居云：此即今莲子"和"陈藏器云：藕实，莲也"，更加充分说明了唐宋时期莲子多被称为"藕实"或"莲"。到明代时，则多以"莲子"为名了。如《救荒本草》中述："……其莲青皮里白，子为的，即莲子也。"《滇南本草》中为："莲子，开胃健脾，养心安神。"《本草蒙筌》亦有记载："莲子……池塘栽，秋月采。"到了清代，莲子的名称在"藕实"或"莲实"的基础上，还出现了"藕花心"一名，藕花之意即莲花，藕花心与现今莲子的意思也十分相通。清代《医林纂要探源》记载："莲子，去心连皮生嚼，最益人，能除烦、止渴、涩精、和血、止梦遗、调寒热。"姚澜在《本草分经》的同名附考中明确说明："藕实，即莲子。"说明"莲"在清代已经多被叫做"莲子"而非"藕实"。至此，莲子之名一直沿用至今。

我国莲子分布较广，主要分布于华东、华中、华南各片水域，主产于湖南湘潭、常德、岳阳，湖北江陵、洪湖，浙江金华、武义，安徽芜湖、安庆，福建建宁、建阳，江西广昌、石城，江苏宝兴、镇江，江浙间的太湖，苏皖间的洪泽湖，苏鲁间的微山湖等地。其中湖南湘潭、福建建宁、江西广昌、浙江武义等地的莲子尤为著名，历朝历代常为贡品，故又有湘莲、建莲、赣莲、宣莲之称。

第三节
莲子的价值

一、莲子药用价值

莲子性甘、涩，味平，归脾、肾、心经，功效补脾止泻、止带、益肾涩精、养心安神，主治脾虚泄泻、带下、遗精、心悸、失眠。其药用历史悠久，古今药效也基本一致：南北朝时期的《神农本草经》记载莲子"主补中、养神、益气力，久服轻身，耐老，不饥，延年"，唐朝的《新修本草》增加了"除百疾"的功效，《本草拾遗》又曰："令发黑，不老"，《日华子本草》也有"益气，止渴，助心，止痢。治腰痛，泄精"的记载。到了明朝，有《本草纲目》的"莲之味甘，气温而性涩，禀清芳之气，得稼穑之味，乃脾之果也"、《本草蒙筌》的"蒸食能养神"、《滇南本草》的"莲子，开胃健脾，养心安神"等记载。至清代，又有《本草备要》的"清心除烦，开胃进食"、《本草便读》的"鲜者可解暑邪，干者能宣脾胃。当炙为良。蒂则上升"等描述，说明当时的莲子已有鲜用和干用的区别，并且疗效不同。现今《中国药典》中莲子的性味归经与功效基本综合了古代医学典籍的描述。

例如，以莲子为君药的清心莲子饮出自《太平惠民和剂局方》，功用为益气阴、清心火、止淋浊，莲子在其中起清心火而交心肾、凉血润燥之效。且在多本医学古典中均有使用记载，《证治准绳》说："小便不利，心中蕴热而烦""溺赤、下浊亦赤，口渴，时发热者，清心莲子饮"；《寿世保元》用于："发热口干，小便赤涩，夜则安静，昼则发热"；《本草纲目》："昔人治心肾不交，劳伤白浊，有清心莲子饮"。此药温平，清心养神而秘精。有研究表明，清心莲子饮能对提高血管性痴呆患者的认知功能、改善痴呆症状起到积极作用，莲肉含有的莲子碱等成分具有有效清除体内氧自由基和镇静的作用。更有研究者采用清心莲子饮切合太阴人失眠病机进行治疗，明显改善了患者睡眠质量，使患者快速入睡并延长睡眠时间。吴岱忠等均认为清心莲子饮既能改善经间期出血，又能明显改善出血期间伴随的五心烦热、神疲乏力、少气懒育、腰骶酸痛、心悸、小腹胀痛、乳房胀痛诸证。现代还可用于治疗慢性肾炎综合征、肾病综合征、泌尿系统感染。

又如处方中含莲子的参苓白术散出自《太平惠民和剂局方》，在治疗泄泻方面成效显著。方中莲子起到益气健脾、和胃止泻的功效。通常小儿秋季腹泻是临床常见病和多发病，婴幼儿是其高发人群，特别是在秋冬交替季节，参苓白术散对此有显著疗效；另外，肿瘤患者多为虚实夹杂、寒热互结之证，而化疗药物或放射性治疗容易耗伤人体正气，其药毒最易伤脾败胃，损伤人体气血津液，此时常出现胃失和降、脾失健运等证，参苓白术散在肿瘤患者化疗后腹泻治疗中疗效明确。通过徐志鹏对参苓白术散治疗慢性功能性腹泻的疗效进行观察分析，也表明参苓白术散组疗效优于西药对照组。在肠癌患者5-氟尿嘧啶（5-FU）化疗中引起腹泻不良反应治疗中，参苓白术散具有明显健脾和胃、渗湿止泻功效，而且可缓解5-FU的不良反应，其中莲子起益气健脾、和胃止泻的功效。陈信庭等探讨参苓白术散联合双歧杆菌三联活菌散治疗胃肠肿瘤术后化疗所致腹泻的临床疗效中分析表明，该组合可明显改善患者临床症状、体征，临床疗效显著，具有较高的临床推广价值。

同时，莲子在治疗妇科病症方面也有成效，著名妇科专家尤昭玲在辨治泡膜发育不孕症时常用莲子护卵，其调泡六法即调泡、促泡、增泡、灭泡、加速、减速，在增泡、调膜、助膜过程中，以莲子健脾补肾促使卵泡生长速度快，会同时出现扁卵泡、大卵泡、内膜厚等三重异常情况时，治疗以限制卵泡生长速度为主，用莲子塑形为辅。

二、莲子食用价值

莲子的食用价值早已被肯定。公元196年，东汉道家人物名医张仲景著有莲实养生专述；公元620年，大唐道家人物医圣孙思邈在《摄生真录》外篇，对莲子"厚肠胃、润脾经"有专门论及；公元1570年，明代道家人物名医李时珍在《本草纲目》中对莲藕进行了完整的概述。莲子养肠胃，调脾经；莲花滋颜色，润身子；莲叶散六风，祛邪气；莲藕清肺气，化痰咳；莲须散痈节，清瘀肿；莲心解毒火，退恶热。唐朝李群玉诗集《寄人》有："莫嫌一点苦，便拟弃莲心。"莲心是莲子腹中胚芽，虽味苦却很有清补作用。这就是古人对莲子挖掘的养生取向和养生文化。张仲景曾提到，食莲日有九粒足矣。西太后按此数每晚临睡前炖宣莲羹一小盅服下（宣莲九粒，枸杞、白木耳、冰糖各三钱共九钱，以应九九之数）。古时食莲不通心，不剔除莲心，莲味甘，属少阳，心味苦，属少阴，混合食用即是阴阳互配，既滋阴又养阳，用莲九粒以应人之九脏，天之九候，地之九野，气之九如，具有一定文化养生内涵。历来被人们称为食疗佳品，有"享清芳之气，得稼穑之味，乃脾之果"的美誉。

莲子既是一味养生保健食品，又是一种多功能食品。目前市场上，根据其性能价值已开发出了多种类型的食用产品，如饮料、酸奶、罐头、果酱、果冻、酒、糕点等，琳琅满目，应用广泛，深受大众欢迎。例如：对3种高蛋白食物莲子、花生、大豆进行科学搭配，得到一款色泽乳白、香味浓郁、口感细腻的复合蛋白饮料；以菊花、莲子、枸杞、陈皮、甘草、胖大海6味食材，可研制出一款具有清凉滋润、清火解毒的固体饮料，不仅适合普通人饮用，同时亦是糖尿病患者的福音；利用银耳莲子提取物研制的保健果冻，柔软有弹性、细腻均匀、风味独特，是儿童群体最喜爱的休闲食品之一；根据莲子中赖氨酸含量较高而大米中缺乏赖氨酸的原理，将大米与莲子混合发酵，酿造出来的黄酒不仅含有多种维生素、糖类、有机酸、蛋白质、肽、无机盐等成分，而且其赖氨酸含量显著增高，大大提高了黄酒的营养价值和保健功能；以莲子和红枣为主要原料，研制出外观类似于片状口香糖的莲子红枣即食片，其味道酸甜可口、食用方便，是一种营养高、可随身携带的小食品；莲子绿豆糕又是另一种较为常见的莲子类糕点，不但能增强机体免疫功能、降低胆固醇，同时还有解毒、解暑降温的作用；还可以用莲子为原料辅助添加其他食材加工成具有独特风味的莲子罐头、低糖莲子混合果酱系列产品，如珍珠白玉莲罐头、苹果莲子酱、香蕉莲子酱、花生莲子酱、荸荠莲子酱、生姜莲子酱等。

还有研究发现发酵莲子牛乳中的乳酸杆菌等益生菌可以通过调节肠道菌群、增强肠道免疫功能等方式维护肠黏膜屏障正常功能，以莲子为原料，采用乳酸菌发酵的方法研制这种新型保健酸奶，营养价值极高，深受消费者青睐，已逐渐成为一种重要饮品。

因此，大力开发美味又健康的莲子食品，不但具有广阔的市场前景，还具有良好的社会效益和经济效益。

三、莲子文化价值

莲文化，顾名思义，就是莲这一种自然界植物被人类所赋予的物质文化和精神文化的总和。莲文化是一个广义的范畴，既包括莲的种植起源、栽培技术及品种演进，又包括其食用、药用和观赏价值，同时，其在人们的社会生活中经历了从"俗"到"雅"的过程，由简单的生殖崇拜、爱情象征演变为代表更高尚人格的君子形象。故而莲文化旨在综合性地研究莲与中国人民息息相关的外在与内在价值。

古时中国年画的三个重要产地：苏州桃花坞、潍坊杨家埠和天津杨柳青，其中天津的杨柳青镇的木板年画出现于元末明初，它题材多样，内容丰富，尤以反映现实生活，时事风俗、历史故事等题材为特长，为广大群众喜闻乐见。《莲年有余》《五子夺莲》《子鱼卧莲》等一些传统佳作，不仅在民间广为流传，而且被中外艺术家、收藏家视为珍品。

说到《莲年有余》这幅画，在脑海里肯定立即浮现出"童颜佛身，戏姿武架，怀抱鲤鱼，手拿莲花"的景象。"莲年有余"是汉族传统吉祥图案，由莲花和鲤鱼组成。莲是连的谐音，年是鲶的谐音，鱼是余的谐音，又年年有余。是称颂富裕祝贺之词，是人们的美好愿望。而关于这幅年画在我国的民间还广泛流传着一个故事。

相传乾隆年间，河北胜芳镇有个叫薛富贵的财主，他从天津回河北，船过杨柳青镇时，听岸上有人操琴唱曲儿，唱"天津城西杨柳青，有一个美女白俊英，她妙手丹青会画画……"

这个小曲儿一下子勾起了薛富贵弃船登岸游画乡的兴致。于是，他下了篷船，走下河堤，抬眼一望，只见这北靠西河、南沿定河的古镇，郊外白杨参天，垂柳拂地。镇内店铺繁多，车水马龙。薛富贵心想怪不得乾隆爷亲口赐名杨柳青，这里果真是一方宝地啊！薛富贵走街串巷，东瞧西看，只见这里家家会点染，户户善丹青。

薛富贵本不懂画，也不爱画，可一到画乡，却被一幅幅男有男样、女有女貌、花儿飘香、叶儿映翠的年画迷住了，最后，竟然买了一幅神笔妙手白俊英的亲笔画"莲年有余"（图1-1），带回了老家胜芳。

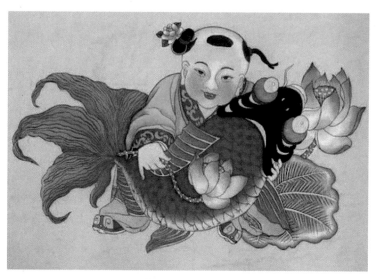

图1-1　莲年有余

也别说，这张年画，往屋里一贴，那真是满屋增彩，四壁生辉呀！薛家老两口对这张画那个爱劲就甭提了。他们白天借着日头看，晚上举着油灯瞧，边看边夸："这大胖小子多精灵，这莲花荷叶多水灵，这金色鲤鱼多鲜灵……"老两口看着看着眼神一暗打起盹来。刚一合眼，就见那画上的胖小子，眉一挑，眼一动，腿一伸，腰一挺，从画上跳了下来，他东瞅瞅，西瞧瞧，捅捅这，摸摸那。接着奶声奶气地说："老爷爷，老奶奶，想吃鱼，我会逮，您老拿个木盆来。"说罢，一眨眼，又回到画上。老两口猛醒过来，把梦一说都一样。薛富贵心里一亮，想起杨柳青年画年年鼓，一年鼓一张的说法，像"金驹送宝""黑驴拉磨""美人就亲""春牛耕作"等关于杨柳青年画的故事。

于是，他赶忙叫老伴找来一个大木盆，对画上的胖小子说："你刚才的话听真了，木盆拿来了，我们就等着吃鱼了。"说罢，上炕就睡下了。一夜无话。到了转天早上，睁眼一看，木盆里果真有一条欢蹦乱跳的大鲤鱼，薛富贵心里那个美呀！从这天开始，天天这样，老两口越吃胃口越大，吃着吃着就想歪道了。

这天晚上，薛富贵对胖小子说："好孩子，听我说，韩信点兵不怕多，大红鲤鱼印把个，每天给我一箩筐。"也别说，从这儿之后，他要多少，胖小儿就给送多少。薛富贵天天卖鱼，赚的钱都海了去啦！他钱越多越不嫌多，掐着指头暗盘算，过不了多会儿，赵家的庄院、钱家的船、孙家的苇塘、李家的滩，整个胜芳都要姓薛了。

不过就在薛富贵做着美梦的时候，有一天抬头一看，惊讶发现那张画变成了一张纸。他"啊"的一声，活活急死了。

那画上的大胖小儿哪儿去了呢？据说是怕被薛富贵的钱臭玷污了自己的灵性，张起荷叶帆，架起莲花船，抱着大鲤鱼，沿着大清河，又回到了杨柳青。

这虽然是个传说，不过也从另一方面说明了杨柳青年画的活灵活现深受人们的喜爱。而在"莲年有余"这幅年画中，人们可以直观地看到自己心中的想象。一切对生活的欲求与向往，比如生活富足、家庭安乐、风调雨顺、庄稼丰收、仕途得意、生意兴隆、人际和睦、天下太平、老人长寿、小儿无疾、诸事吉顺、出行平安等，都体现在画面上。在送旧迎新的日子里，它分外具有感染力和亲切感，给人们带来安慰、鼓励、希冀。

莲是典型的水生植物，只要有水，自然条件适宜，就能生长，生长期间不需特别护理。莲可栽于宫廷园林，亦可植于郊野湖塘。莲异于或有花而无实，或先花后果的其他植物，乃花实齐发。因此，古人赞叹："泽陂有微草，能花复能实"（江洪《咏荷诗》），《群芳谱》有"凡物先华而后实，独此华实齐生"的记载。清代张潮在所撰《幽梦影》里这样总结："凡花色之娇媚者，多不甚香；瓣之千层者，多不结实。甚矣全才之难也。兼之者，其惟莲乎！"

莲由经济作物到文化象征，经历了漫长的历史过程。历代植莲、艺莲的不断探索，文人墨客对莲的吟咏、赞叹，深化了人们对莲的审美体验，使莲不仅作为重要的经济作物为人们重视、喜爱，也使莲成为有丰富内涵的文化象征。莲独特的生物秉性，使其得到人们喜爱、关注，并被颂咏、赋予人格意义，进而成为文化象征的重要基础。"出淤泥而不染，濯清涟而不妖。"莲生淤泥而不染的特性，引人关注。佛经《维摩诘所说经》说："高原陆地不生莲花，卑湿淤泥乃生此花"、黄庭坚《赣上食莲有感》："莲生淤泥中，不与泥同调"，及其《次韵答斌老病起独游东园》中"莲花生淤泥，可见嗔喜性"之诗句就是对其特性的观察和总结。出淤泥而不染，给人以洁身自好，修身养性等启示。屈原《离骚》"制芰荷以为衣兮，集芙蓉以为裳"、苏轼《韩退之孟郊墓铭云以昌其诗举此问王定国当昌》"慎勿怨谤讥，乃我得道资。淤泥生莲花，粪壤出菌芝"、丰稷《荷花》"桃杏二三月，此花泥淖中"、苏辙《盆池白莲》"白莲生淤泥，清浊不相干"及其《千叶白莲花》"莲花生淤泥，净色比天女"等均用莲花喻人之品性高洁，出淤泥而不染。

历代文人通过对莲的文化象征意义的揭示，使莲具有了强烈的人文气息，赢得了人们的普遍认可和尊敬。对荷的种植和观赏，也超出一般的怡情悦性，从而成为具有丰富文化内涵的精神活动。这不但促进了莲在我国的栽培种植，也丰富了人们的精神生活，提高了人们的精神境界。

第四节
莲子的产地

一、莲子历史产地

汉末《名医别录》中记载："一名莲，生汝南，八月采。"而后来世人也多采用此描述，故莲子生于汝南之说在古代已成共识。汝南郡，建于西汉年间，1949 年后改名为汝南县。但当时汝南应是今天河南南部地区的统称。汉代乐府《江南可采莲》描绘："江南可采莲，莲叶何田田"形容莲子生长茂盛，而汉代江南即指现今上海、浙江、江苏、安徽一带。明代《本草纲目》引李当之言："豫章、汝南者良。"豫章为豫章郡，是汉朝时期地名，为今天江西北部一带。并记载："荆、扬、豫、益诸处湖泽陂池皆有之。"均说明了莲子已开始由汝南郡的所辖中原地区向全国各地扩散。

古植物学家徐仁教授曾在中国柴达木盆地发现距今至少有 1000 万年的荷叶化石，和现代中国莲相似。1973 年在浙江余姚县的"河姆渡文化"遗址中发现距今 7000 年的荷花的花粉化石，同年在河南郑州"仰韶文化"遗址中发现两粒炭化莲子，距今已有 5000 年的历史。此外，20 世纪 70 年代中国石油化学工业部石油勘探开发规划研究院与中国科学院南京地质古生物研究所《渤海沿岸地区早第三纪孢粉》一书中记载：在辽宁省盘山、天津北大港、山东省垦利、广饶及河北省沧州等地发现有莲的孢粉化石。我国海南岛琼山长昌盆地地层中，也发现有莲属植物的化石。现在我国黑龙江省扶远、虎林、同江、尚志等县的湖沼地，仍有原始野生莲分布。由此证明莲的生长在我国有着悠久的历史。

二、莲子产地变迁

历史上莲子的四大产区分别为福建、湖南、江西与浙江，对应称为"建莲""湘莲""赣莲"与"宣莲"，另外还有江苏"湖莲"。当代莲子以福建、湖南、江西为主产区，"宣莲"与"湖莲"其品质在市场上亦得到认可，但规模、产量均不及前三地。

"建莲"之名始于清朝，《本草崇原集说》曰："莲始出于……宜于建莲子中拣带壳而黑色者，用之为真。"但早在明代《本草乘雅半偈》中已有记载："莲实……独建宁老莲，肥大倍尝，色香味最胜。"至清代，建莲已名闻遐迩，曹雪芹在《红楼梦》第十回张太医给病入膏肓的秦可卿所开的药方中写道"引用建莲七粒去心"；第五十二回贾府宴席上有"建莲红枣汤"，无论本草著作，还是文学作品均特别提及"建莲"，说明建莲在当时已经成为品质优良的莲子的象征。

"湘莲"一词，最早见于南朝江淹《莲花赋》："著缥菱兮出波，揽湘莲兮映渚。迎佳人兮北燕，送上宫兮南楚。"但仅为诗词中的措辞，此时各家本草著作并无特别指出湘莲的道地性。直到清光绪《湘潭县志》载："莲有红、白二种，官买者入贡⋯⋯土贡有莲实⋯⋯署曰'湘莲'。"可见当时湘莲质量上乘，已为皇家贡品。

"赣莲"主要为江西广昌白莲，江西广昌县种植白莲已有1300多年的历史，享有"通心白莲之乡"的美誉。据明正德《建昌府志》和清同治《广昌县志》记载："白莲池在县西南五十里，唐仪凤年间（公元676—679年），居人曾延种白莲，其中数载变为白，于白莲中得金范观音像，后一年，白莲又变为碧"。而广昌"莲乡"的雅号来源于南宋"绍定"元年（公元1228年），知县谢觉之在白莲池旁建造"莲香堂"，"香"与"乡"同音，因而"莲乡"之名沿袭至今。

"宣莲"是指产于宣平县（今浙江武义）的莲子，因其品质优良，清嘉庆六年（公元1802年）被列为贡品。1949年以来，因与粮争地及现代工业发展，种植面积逐年减少。近年来有所恢复，但产量不大。

"湖莲"根据叶天士在《临证指南医案》中的记载是统称湖里面的莲子，是相对田里面种的莲子而言，湖里面的莲子一般为野莲子。江苏一带湖泊众多，湖中又盛产野莲子，久而久之"湖莲"用以指江苏所产的莲子。到了现今《中药材大全》《中药大辞典》等文献中便记载"湖莲"产自江苏。

第五节
莲子的产业

莲子为睡莲科植物莲（*Nelumbo nucifera* Gaertn.）的干燥成熟种子。莲属植物是被子植物中起源较早的种属之一，和水杉、银杏、中国鹅掌楸、北美红杉等均属于未被冰川吞噬而幸存的孑遗植物。古植物学家研究证明，在 12500 万年以前，北半球的许多水域都有莲属植物分布，当时全球气候温暖，环境舒适。此后冰期来临，导致全球气温下降，莲属植物被迫漂迁，大部分种群在此时灭绝。经此劫难，莲属植物在世界上仅存两种，一种分布在亚洲和大洋洲，为亚洲莲（中国莲）（*Nelumbo nucifera* Gaertn.），另一种漂迁至北美洲，为美洲黄莲（*Nelumbo lutea* Pers.）。亚洲莲分布范围广阔，遍及亚洲及大洋洲，在澳洲、斯里兰卡、菲律宾、印度尼西亚、泰国、缅甸、中国、日本、朝鲜半岛和俄罗斯等国家均有发现，而中国是亚洲莲的分布中心。美洲黄莲主要分布在北美的东北部及南美的北部，美国是美洲黄莲的分布中心。以下是以湘莲与建莲为例的产业分析。

一、莲子产业概况

（一）湘莲

湘莲是湖南湘潭市著名的特色农产品，是湘潭人的骄傲。

湘莲甲天下，潭莲冠湖湘。湘莲产业的发展，跌宕起伏，牵人心魄。直至改革开放以后，湘莲产、加、销才进入了稳定发展的阶段。近 40 年湘潭市湘莲产业化的发展，大致有 7 个方面的变化。

1. 面积扩大，产量产值增加，建起了湘莲产业集聚区

全市 2017 年种植子莲面积 105520 亩，总产量 14494 吨，面积、产量分别为 1978 年的 31.35 倍、48.33 倍。全市湘莲产业总产值达 55 亿元。近几年，市、县政府还进行了湘莲产业集聚区的建设，湘潭县湘莲产业集聚区的范围有花石、中路铺、谭家山、河口、易俗河等 5 个乡镇，种莲面积达 5.8 万亩。

2. 种类、品种增多，种植区域扩大

过去主要种植子莲，现在三大类湘莲均有种植。2017 年，全市种植子莲 105520 亩，藕莲 15547 亩，产菜藕 16942 吨，还种有 600 亩花莲，仅岳塘区的盘龙大观园，就种植花莲 300 亩，品种 1200 多个，其中在历届中国荷花节中获金奖的品种就有 30 多个。湘莲的全市种植区域扩大到湘乡市、韶山市、雨湖区、岳塘区，湘潭县的莲农还每年带种藕赴湖北、江西、常德、益阳等湖区租地种子莲，收获后再运回加工销售。2017 年租田种植在 20 万亩左右，产量达 100 千克 / 亩。

3. 精深加工企业兴起，产业进入系列开发阶段

全市现有湘莲加工企业 47 家，其中规模以上企业 17 家，国家级农业产业化重点龙头企业 1 家，省级农业产业化重点企业 2 家，市级农业产业化龙头企业 10 家，湖南省高新技术

企业 2 家，湘莲种植产业合作社 35 家（其中省级示范合作社 2 家），家庭农场及种植大户 500 家，休闲农庄 7 家（其中五星级休闲农庄 2 家），湘莲加工销售经营户 278 户，湘莲从业人员达 10 万人。同时建起了湘潭市湘潭县花石镇湘莲专业市场，年吞吐量达 10 万吨左右，是全国最大的湘莲交易物流中心。

4. 千方百计创名牌，抓好品牌建设

湘潭是莲城莲乡，是全国乃至世界最大的子莲产销地区。2007 年 8 月 7 日，湘潭市政府组织有关部门，成立专门机构，正式向国家申报了地理标志产品。2010 年 5 月，国家质量监督检验检疫总局下达第 54 号文件，批准湘莲获得国家地理标志产品保护。2017 年 10 月，湘潭成功创建成国家级出口湘莲质量安全示范区，这一年又成功入选湖南省十大农业区域公用品牌，并成功申报湘莲特色的国家现代农业产业园项目。全市湘莲经营主体共注册商标 21 个，其中 5 个荣获省级国家著名商标。

5. 组织湘莲科技攻关，不断改进提高湘莲品质

湘潭县组织起百人专家、教授及专业技术人员的科技队伍，在湘莲产业集聚区分层、分级定期开展农户和科技人员的技术培训，以提高种莲的科技水平。同时组织了对良种选育复壮、腐败病防治、精深加工技术及包装贮运、加工机械的研制工作。到 2016 年湘莲企业已累计申请专利 85 件，其中发明专利 11 件，实用新型专利 23 件，外观设计专利 51 件。

重点抓好良种选育、品种提纯复壮和配套科学技术的推广工作。传统地方良种寸三莲洁白圆润，质地细腻，清香鲜甜，但经多年种植，品质退化明显，腐败病发生严重，其种植面积下降，产量也在下降。为了保护湘莲传统、特色优势的地理标志产品，保持其地域特色和资源优势，湘潭县农业部门和湖南省蔬菜研究所在花石镇涓江村建成了 200 多亩的湘莲原种场，用于寸三莲的提纯复壮和良种繁育。并利用寸三莲提纯复壮后的 160 亩种藕，在全县推广种植达 3000 亩以上，且表现良好，比周边其他品种早熟，长势旺，腐败病发生轻，茎叶满田块。同时开展了湘莲优质高产新品种的选育。从 2007 年 1 月到 2015 年 12 月选育出了"寸三莲 1 号"，已经通过了湖南省农作物品种审定委员会的审定登记。2015 年还与湖南省蔬菜研究所专家一道开展了湘莲腐败病防治技术的示范和推广，在湘莲原种场及种植基地开展湘莲腐败病综合防控的技术示范，在全县推广应用 2000 亩，效果非常明显。

6. 抓湘莲标准体系建设，增质提效，开拓市场

根据农业部绿色食品标准，湘潭县制定了《绿色食品（A级）湘莲生产技术规程》，本标准适用于湖南省绿色食品（A级）湘莲生产，规定了绿色食品（A级）湘莲生产技术的基本要求，包括种植的术语、采摘、生产记录和档案管理等湘莲品牌建设情况。同时，加强与电商展会等媒体的紧密联系，请其帮助推介。2015 年 9 月，中央电视台 CCTV-7《农广天地》栏目来湘潭县拍摄了以湘莲为主要内容的《从农田到餐

桌——走进湘潭》节目。通过湖南省首家县市级地方馆——特色中国湘潭县馆，全省第一家阿里巴巴农村淘宝试点县项目，全省首批"农村商贸综合服务体"电商模式湘潭县站等电商平台，有效提高了产品市场占有率和品质知名度。几年来多次组织以湘莲产业为主的企业参加农业博览会、食品博览会、湖南－长三角经贸合作洽谈周等展会及推广活动。如2016年组织以湘莲企业为主的共5家龙头企业集中打造湘潭县主展馆，积极参展2016年中国中部（湖南）农业博览会并集中宣传推介湘莲，成效显著。

7. 挖掘湘莲文化，发展湘莲文化旅游

围绕湘莲举办丰富多彩的节会活动。2015—2017年，湘潭县花石镇连续3年成功举办了湘潭花石"赏荷之旅"暨"湘莲产品文化节"活动，每年吸引游客8万余人次，带动周边农民创收420万元以上，以梅林镇现代农业示范园千亩荷花基地为主景区，举办旅游观光活动，形成春看油菜、夏赏荷花、秋摘葡萄、冬观梅林的乡村旅游新格局。每年接待游客达10万余人次，带动农民创收600余万元。2015年5月30日至同年8月底，连续3个月在湘潭市岳塘区盘龙大观园的荷花园举办了国际荷花节，一站式"尽享荷花盛宴，赏遍世界荷花"，共展出1200多个品种。

湘潭县着重打造出四条精品湘莲旅游线路，即伟人故里韶山；茶恩寺干线花石段两厢及花石湘莲市场—罗汉山—花石水库、梅林桥美丽乡村—中路铺五龙山大杰寺（龙凤庄

园)—白石故居(中湘白石人家)—茶恩寺晓霞山;排头隐山、周小舟故居—乌石彭德怀故居(湘之坊);易俗河金霞山—滨江风光带、洛口古镇—河口赏荷。

实践证明,湘潭市的湘莲产业明显是一个优势产业,有品牌(即湘潭县是中国湘莲之乡,湘莲是地理标志产品,湘莲企业拥有国家、省著名商标)、有市场(即花石镇有全国最大的湘莲市场,人民生活水平提高,愿意消费中高档名牌产品)、有企业、有优势产品(如蛋黄莲蓉月饼等),更著名的有省、国家、国际品牌。

（二）建莲

建莲是建宁县名特产品,已有1000多年种植历史,以其优良品质在国内外市场享有崇高声誉。2017年金砖国家领导人第九次会晤在厦门举行,"建莲"成为专供农产品。

通过多年发展,建莲产业发挥了种质资源优、基础条件好的优势,产业发展初具规模、品牌创建成效明显、产业化发展水平不断提升、市场网络逐步健全。但是,近年来建莲产业在发展的同时也存在一些问题。

目前,建莲种植基地主要分布在里心、黄埠、客坊、均口、濉溪和伊家等乡镇,已构建"万亩带、千亩片、百亩点"的莲子种植格局,是福建省最大的莲子产地。在产业争地的背景下,建莲种植面积、产量、产值不断提升,2017年莲子面积495万亩,预计产量0.38万吨,均占全省50%以上,为全省之最。

1. 良种繁育与标准化生产成效显著

建宁县莲子科学研究所从生产实际出发，多年来不断选育莲子新品种。2011年3月，该所选育的"建选35号"通过了省农作物新品种认定，与该所自主选育的子莲品种"建选17号"相比，该品种产量高出5%以上，并且籽粒大、抗倒伏，适宜各地子莲产区种植。2016年又育出大粒型高产子莲品种"建选31号"。"建选35号莲子新品种选育与应用"获2016年度三明市科技进步一等奖。

目前建宁主栽莲种为"建选17号"和"建选35号"，伴随"建莲专用肥的配制与推广""莲田冬播紫云英""烟后莲栽培模式""莲子病虫害综合防治""莲田立体种养""鲜莲简易割壳机和鲜莲割壳去皮一体机"等多项农业"五新"示范推广，提高了建莲产量质量，增加了莲田综合效益。同时，建宁县重视标准化体系建设，目前已制修订建莲国家标准1部、省级标准4部、市级标准1部，形成一套完整的、可操作性强的建莲标准体系。先后实施了国家级建莲综合标准化示范区和农业标准化示范县（建莲为主导产业之一）等项目。2015年建宁县建莲产品入选"全国农业标准化示范区建设20年成果展"，成为三明市唯一入选的农产品。

2. 建莲产业化水平不断提升

建宁县积极推进和提升建莲等特色优势农产品加工业体制创新和优化布局，引导企业、合作社向园区聚集；培育2个配套服务设施完备，基础良好的农产品加工园区：福建建宁经济开发区锄家井农产品加工园区和建宁里心食品加工园区；有效促进了要素集中、产业聚集，激发了建莲产业集群效应，提升了建莲产业化水平。建宁全县从事莲子加工、流通且具有一定规模的企业有50多家，涌现出许多农民家庭农场和专业合作经济组织。建莲主产品为建宁通心白莲和莲心，通过深加工增加了延伸产品，包括速冻鲜莲、莲子露、莲心雪、营养莲子米粉、莲子糊、莲心含片、一品莲速溶茶、莲藕粉、即食莲子、冻干莲子等。

3.建莲产业融合初现成效

建宁县以建莲产业为基础积极推动农业内部产业整合性融合，发展高效立体农业；日前"烟莲"轮作高效栽培模式已逐渐普及，莲田立体种养率明显提高。"莲田养鱼""莲田套养泥鳅""莲田套养螃蟹"立体种养模式逐步形成。以一产为基础，接二连三，延伸产业链和价值链，探索了互联网＋旅游、规模化生产与服务业结合，加工业与服务业结合等一系列新兴业态，推动多种形式的农村产业融合发展。建立了闽赣省际电子商务产业园，培育了一批农产品电商企业，带动了建莲产品的销售。

建宁莲花观光旅游不断发展，实施了国家级农业旅游示范点3A景区修竹荷苑、西门莲塘原生境保护、建宁香溪花谷乐动高峰省级特色乡村旅游等一批乡村旅游景区景点建设项目，成功举办了为"荷"而来——第十届"海峡诗会"系列活动，建成中国建莲文化馆。

4.品牌竞争力进步提升

建宁县注重品牌打造,建莲的知名度和美誉度持续扩大。2014年,"建宁通心白莲"入选福建省首届"十佳地理标志商标"。此前,建莲获得农业部"全国优质名优特农产品"、国家工商总局"建宁通心白莲"证明商标、国家地理标志产品保护、中国驰名商标、良好农业规范(GAP)认证、全国十佳农产品区域品牌、国家道地药材认证、福建省政府"名牌农产品"称号、福建省非物质文化遗产(传统加工工艺)等荣誉与称号。为促进生产和保护建莲品牌,建宁出台了《关于进一步推动建莲产业发展的建议》《建宁县建莲产业"十三五"发展规划》《"建宁通心白莲"中国驰名商标使用管理办法》等相关政策文件,进一步加强了"建宁通心白莲"地理标志、中国驰名商标的规范使用及严格管理,充分发挥商标助农增收的积极作用。目前,每千克产地售价可达90元,亩产值达到6000元以上;产品成功进入中国港澳台地区、东南亚及欧美发达国家的市场。

二、莲子国内产业发展沿革

我国莲子主要分布于华东、华中、华南水域,福建、江西、浙江、湖南、江苏、湖北、河北、中国台湾等省均有商业栽培,目前以建宁建莲和广昌赣莲品质最好,淀粉含量最高,湘莲其次,宣莲种植已基本退化。

在新石器时代的后期,先人就以采集莲子为食,同时作为审美对象。先秦以前便以藕做菜，使莲逐渐从人工防护到引种栽培、驯化，食用与观赏并举。在长期的人工栽培中，按莲的应用价值，分为藕莲、子莲、花莲三大类群。其中藕莲以生产莲藕为主，其地上部分无花或者很少开花，叶片一般很大且呈墨绿色。子莲主要以生产莲子为主，其成熟期一般为30~35天，莲子即可鲜食，味道甘甜，一般授粉后第15天的莲子，口味更好；成熟的莲子，晒干脱水后，经去壳去莲子心后食用，营养物质含量丰富，耐贮藏。花莲开花较多，花色丰富，以杂交育种为主，在我国至少有2700年的栽培历史，主要供人们欣赏。

每当国泰民安，社会安定，经济繁荣时，莲的研究也相应得到发展；反之社会动乱阴霾，经济萧条萎靡之际，莲花研究便衰落不前。花莲的栽培史大致可分为初盛时期、渐盛时期、兴盛时期、衰落时期和发展时期五个阶段。藕莲、子莲的栽培发展史与社会发展史的关系亦然。

1. 初盛时期

人们赏莲主要以湿地湖沼自生者为主，虽有人工砌池栽培，但仍以大株型、单瓣类的野生莲为主，当时莲花的育种还未启动。莲作为观赏植物引种到园池栽植，最早是在公元前473年，吴王夫差在他的离宫（即现在的苏州灵岩山）为宠妃西施赏莲而专门修筑的"玩花池"。但从吴越以后的千年里，莲花仍多居旷野大湖。

2. 渐盛时期

由于盆栽莲花的兴起，人工池栽和专类园的发展，以及人们掌握了播种繁殖技术，再加上人们有浓烈的赏莲情趣，客观上对新品种的选育提出了强烈要求。尽管在此时期人们还缺乏莲杂交育种方面的知识，但在栽培实践中，无意识的选育工作潜移默化地进行着。于是，晋隋时期出现了雄蕊瓣化的花"百叶""千叶"等复瓣、重瓣品种，直到雌雄蕊全部瓣化的"千瓣莲"。唐代曾出现过重台莲，甚至在红色花瓣的瓣端，还染有金黄色。花色变异的另一重大突破就是出现了单瓣类白色、重瓣类白色的莲花；宋代时还一度出现红白的跳枝品种。

3. 兴盛时期

唐宋时期社会安定，推动了造园活动的进行。再加上此时期的诗文绘画对莲推崇备至，更加促使元、明、清时期大兴赏莲之风，从而使莲品种的选育由听任自然变为自觉行为，各地培育的新品种层出不穷，如金边的白色莲花、大株型单瓣类和重瓣类的黄莲花。此外，明代王象晋的《二如亭群芳谱》还载有花瓣上洒有黄色斑点的"洒金"莲和瓣周有微条黄色线的"金边"莲等复色品种。此期间江南一带的育种目标主要侧重对小株型品种的培育，获得了"花大若钱"的微型莲花。清代杨钟宝《缸荷谱》是我国第一部有关莲的专著，记载了33个品种，其中小株型莲品种即达13个，并包括黄色珍品"蜜钵"。

4. 衰落时期

清代后期鸦片战争爆发，中国沦为半殖民地半封建社会，社会动荡不安，人民处于水深火热之中，莲花育种事业也处于衰落时期，不仅影响了新品种的培育，而许多珍贵的莲花资源也在此时期被摧毁，如明清时期的黄色莲、复色莲丧失殆尽，不少微型莲花资源也在此时期湮没。

5. 发展时期

中华人民共和国成立后的 60 多年，莲育种进入前所未有的发展时期。在全国莲育种者的共同努力下，到 20 世纪初花莲品种约达 600 个，其中 80% 是 20 世纪 80—90 年代培育的新品种。人们爱莲之风兴盛，各地及风景名胜区频频举办莲花展览活动，共研栽培技艺，展望将来，中国莲花事业方兴未艾，前途一片光明。

三、莲子国际贸易情况

2016—2019 年，我国莲子出口总量一直维持在 3600 吨左右，出口总额在 2900 万 ~3200 万美元之间。

总体来看，中国莲藕出口贸易产品竞争力及出口创汇能力强。随着经济快速发展，人类对绿色健康食品的需求呈增长趋势，对食品的需求由饱腹功能向营养、保健转变。莲子具有很高的营养价值和药用价值，世界各地的需求量均呈上升趋势，产业规模扩大，世界莲子的贸易格局越来越多元化，但中国仍会保持较强的国际竞争力。

长期来看，中国莲子出口规模将稳定增长，产品结构将日益多元化。莲子的鲜食产品、加工产品需求均呈增长态势，其中加工产品需求增长速度快于鲜食产品，说明加工产品更受生活快节奏的欧美市场青睐，未来各类加工产品将更受消费者喜爱。

在国内外对高品质农产品的需求不断增长、中国深入推进供给侧结构性改革的背景下，莲子产业地位将有所提升，生产向绿色、标准、规模化、机械化发展。简化栽培技术、优良品种选育、专用机械研发、加工技术研发的投入将越来越多。东南亚国家是世界上莲种植的主要国家，莲子一年可以采收两季，但种植技术及能力仍基本停滞于原始状态，相关深加工企业缺乏。从"一带一路"投资产业选择角度的相关研究来看，马来西亚、泰国、印度尼西亚等的政治形势稳定，市场前景良好，风险可控，预期投资收益乐观。作为莲子的主产国，中国在世界莲子贸易中占据第一的位置，随着种植技术的输出，东南亚、美洲、非洲均开始种植莲藕，未来这些地区的莲子的进口需求增速可能放缓，需要时刻关注其他地区的生产规模，优化我国的产业布局，稳定种植面积，调整出口市场结构。此外，美国是重要的莲出口市场，未来中美贸易风险增加，需积极开拓欧洲市场以降低出口集中度，降低贸易风险。

四、莲子产业发展前景

莲是一种重要的水生蔬菜，同时也可用于药用及园艺造景，集食用、药用和观赏于一身，具有很高的经济价值。莲的重要食用部位是莲子和地下茎莲藕。我国至今已育成了多个子莲和藕莲品种，如江西广昌的太空莲和福建的建莲等子莲品种，湖北也培育了鄂莲系列品种，平均产量每平方米可达 30000~37500kg。在医学上，"莲"最早记录于《神农本草经》中"藕"项下，曰"主补中养神，益气力，除百疾。久服，轻身耐老，不饥延年。一名水芝丹。生池泽"，其全身10 个部位均可入药，分别为荷花、荷叶、荷蒂、荷梗、莲子、莲须、莲房、莲心、藕、藕节。荷花景观在中国园林造景中得到广泛的应用。如浙江省杭州西湖的"曲院风荷"，河北省保定的"古莲花池"等。同时，莲也是一种重要的水环境修复植物。因此，莲子仍有较大的研究空间和开发潜力。

目前，我国莲产业中企业数量虽多，但较为分散，以中小微企业居多，达到一定规模并拥有种植、加工、销售全产业链的企业较少，且行业内产品同质化竞争严重，价格竞争尤为激烈。此外，近年来随着政府的大力扶持以及不断增长的市场需求，许多资本雄厚的上市公司和大型企业基于对我国农业产业长期看好的预期也不断进入该领域，争夺市场份额，导致行业竞争日趋激烈。

（一）影响莲子产业发展存在的问题

1. 科技研发创新能力较弱

科技研发创新需要较多的专业人才和资金投入，而莲子属于地方小宗特色农产品，产业规模小，受人才与资金限制，科技研发创新能力较弱，严重影响了莲子产业现代化发展。如建莲加工机械，近年来，龙头企业持续不断投入人力物力，针对生产中存在问题，研发改进加工机械，但收效甚微。

2. 机械化加工水平低

如建宁通心白莲加工工序繁琐，适熟莲子采摘后，及时脱粒、去壳去膜、通心、清洗、烘干。要求去膜干净、通心完全、不伤莲肉、保持清洁。长期以来一直以手工操作，加工工艺还列入省级非物质文化遗产。但随着农业现代化发展，人工多、加工慢的手工操作严重制约建莲规模化发展，"十二五"以来鲜莲简易割壳机和鲜莲割壳去皮一体机的示范推广，虽然解决了部分劳动力问题，但加工机械的加工工艺不够完善、普及面还不够广，机械化水平不足30%，且其间尚未有鲜莲各加工环节的全套机械，机械化加工产品与手工产品品质有差距，机械化水平有待提高和改进，所以产业总体还是停留在手工操作上。

3. 产业链关联度低

如建宁县建莲产业创新组织带动模式，探索出土地经营权入股等新兴联结方式，促进了农民增收；但总体上还是以松散联合的形式居多，很少形成利益共同体，农民增收带动能力有待进一步增强。近年来建宁县积极发展"接二连三"的新产业模式，但由于建莲产业一、二、三产的发展程度不均衡，产业与产业间的关联度还是比较低，缺乏产业链联系和配套服务；建莲企业与企业间各自为政，缺乏应有的专业化分工协作与产业联盟。

4.产业增值链短

如建莲产品加工以初加工为主，精深加工品种多，加工增值链条较短，高附加值产品逐年递增，加工的门类多，但总量偏小，市场占有率低，竞争力不强。目前莲子及其副产品虽然也开发不少，但除了速冻鲜莲、莲心雪、莲子婴儿米粉、莲子糊、藕粉、荷叶茶规模较大外，其余产品市场占有率不高，而且所需莲子数量较少，所以基本上还是销售初级产品通心白莲。

（二）加快莲产业发展的措施

1.着力推进莲产业科技创新体系建设

一是以科技创新为基础，以种业创新工程为驱动，以政府扶持和监管为保障，坚持品种选育与产业化相结合，抓好莲品种研发、繁育基地建设，进一步完善莲子良种繁育推进体系，延长品种的使用寿命；二是加强种质资源创新，改进育种方法，培育一批优质、抗病、高产、抗逆性强的莲子优良品种，并开展栽培技术的试验和示范。以科技创新为手段，着力推进莲生产、加工机械化水平；三是加强科技创新攻关，加强莲加工技术、工艺创新，并通过制定财政补贴制度，大力推广普及莲生产、加工机械化发展项目，研发脱粒机、钻心机等机器，切实提升莲初加工机械化水平；四是鼓励加工企业与科研机构建立长期合作关系，不断开发新产品，一方面加强包括莲子、莲藕、莲叶、莲花、莲梗在内的综合利用；

另一方面搞好精深加工，注重莲产品向休闲、药用、保健等方向的辐射发展。

2. 全面推进莲产业协作深度融合

一是以莲产业为基础，创新利益联结方式，通过产业联动、要素集聚、技术渗透、体制创新，将资本技术以及资源要素进行跨界集约化配置，种养加销旅紧密相连、协同发展；从消费需求角度出发，通过细化产业分工、拓展产业功能、扩张产业范围，增加莲产业价值链增值环节，延长产业链条，促进农民增收，实现莲产业提质增效；二是依托莲文化建设，充分利用莲产业资源，不断发掘莲文化内涵，提升莲产业层次。通过举办莲文学、莲摄影等文化活动，推进特色莲文化的创建；三是以创建特色莲文化为引领，在莲产业核心区、物流综合中心等，打造莲主题生态景观，并充分借助节庆会展等形式，大力宣传莲主题旅游，实现产业融合发展。

3. 大力促进莲产业结构优化产业升级

充分认识各特色莲产业及周边县市莲子产业发展的差异，以错位发展为导向，细分市场需求，着力推进优势明显的莲品种繁育、加工、物流及休闲旅游等高端领域的发展，强化技术装备创新，推动莲产业从产品功能、品质等方面实现产业升级。充分利用省际边贸重点县的地理及交通优势，重点发展高附加值的优势产业。一方面强化电子商务平台建设；另一方面健全农产品市场流通体系。

4. 强化莲产品质量提升与品牌建设

全面实施各特色莲标准化生产，提升莲产品质量水平。加快莲标准的推广实施，确保莲产品的高质量。同时，加强莲产品质量安全市场监督管理，严格控制化肥农药、有害有毒投入品进入莲田，加强生产基地和产品的例行监测；推进莲产品质量安全市场准入制度，开展有毒有害物质残留检测；规范莲加工工艺，鼓励加工企业申请国际标准化组织（ISO）质量管理体系认证、质量安全（QS）认证等，维护莲产品质量。强化莲农和莲企业的品牌意识，在生产上严格执行莲生产规程，做到统一标准，挑选分级；强化商标注册意识，严格把好产品包装质量关，提高包装质量，并鼓励莲农、企业积极参加各种农业展会活动，宣传莲品牌，充分利用各种活动和媒体加强宣传，以提高莲品牌知名度。

5. 完善莲产业保障体系

一是完善组织领导体系，推进莲产业发展进程；二是建立扶持机制，包括技术承包机制、农村电商物流协同发展机制、品牌运营保障机制；三是健全资金保障，引导政府和社会资本合作，实现多元化投融资，加强金融服务和财税支持；四是强化政策保障，促进基础设施建设，优化莲产业发展环境；扩大农机补贴规模，推进莲产业机械化，扶持新型经营主体，促进莲产业结构转型升级，开展莲业休闲与乡村旅游品牌培育，强化莲业形象。

莲子是中国农业特色经济资源，其功能学特征逐渐受到

052 · 探秘莲子

人们认识与重视，值得深入研究、极力开发和充分利用，这
对于扩宽莲子应用范围，开发莲子功能新食品，促进莲子
产业的发展，提升莲子产业价值和国际贸易占有率有重要
意义。

第二章

莲子之品

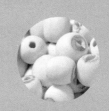

第一节
莲子的种植

莲子的植物来源莲，主要以种植为主。它是一种典型的湿地植物，整个生长期间都离不开水，喜欢相对稳定的静水，不爱涨落悬殊的流水。莲的需水量往往与栽培环境、品种及所处的生育期等因素有关。只有适宜的产地，科学规范种植，以及正确的采收时间，才能从根源上保证莲子的品质。

一、道地产区是莲子的质量保证

（一）莲子的种植生态基础

1. 土壤及环境选择

莲对土壤的适应性较强，在各种类型的土壤中均能生长。但更喜微酸性且富含有机质的黏壤，土壤 pH 过低或偏高、土壤质地过于疏散，都会影响莲的生长发育。作为典型的湿地植物，它在整个生长期间都离不开水，而且喜相对稳定的静水，不爱涨落悬殊的流水。大株型品种在 1.0~1.2m 深的水中生长良好；水位超过 1.5m 时便只能靠浮叶维持生命，而且有死亡的危险；水位大于 1.8m 时，莲大多数绝迹，不能成活。生长初期水位宜浅，以后随着立叶次第出水而逐步提高水位。

2. 温湿度要求

莲是喜温暖、极耐高温和较耐低温的植物。在整个生长季节，适宜莲生长的最佳温度范围为 22~32℃，也能忍耐 35~40℃的高温，而气温处于 16℃以下会生长极为缓慢。当气温降至 10℃时处于休眠状态，不再生长；5℃以下时地下莲茎易冻伤。

3. 光照的影响

莲是长日照植物，特别喜光，极不耐阴，在一边朝阳的半阴环境中生长，叶、蕾、花、莲蓬等均会表现出明显的趋光现象。莲在全光照的强光下生长发育快，开花早；在半阴的弱光下生长发育慢，开花晚。

（二）莲子的道地产区

我国许多地区的莲子均有悠久的栽培历史，并久负盛名。现今莲子主要有三大主产区：湖南、福建、浙江，分别称为"湘莲""建莲""宣莲"，另有"湖莲""赣莲"等，其品质在市场上亦得到认可，但规模、产量均不及前三地。"湘莲""建莲""宣莲"因品质优异、历史悠久以及种植规模大，成为"中国三大名莲"。

湖南产的莲子又称"湘莲"，1985 年中国科学院武汉植物研究所对几大产地的莲子进行营养成分对比测试，湘潭的寸三莲在氨基酸、蛋白质等 17 项主要指标上全部优于其他莲子，被誉为"中国第一莲"。湘莲起源于中国单瓣古莲的原始栽培种，有红花和白花之分，到清朝道光、光绪年间，单瓣古莲改将耒阳的"大叶帕"和湘潭的"寸三莲"等第三代优良籽莲品种作为贡莲，由此演变出湘莲现代的品种。

福建建宁产的莲子又称"建莲"，建莲品质卓越，优质建莲颗粒均匀饱满，煮后刀痕处有收缩，表面有天然的皱皮，孔心较小，颜色为自然的乳白色。2006年9月30日，国家质量监督检验检疫总局批准对"建莲"实施国家地理标志产品保护。

浙江武义产的莲子又称"宣莲"，曾被选为清朝宫廷贡品，是武义县传统名贵特产，因产于原宣平县而得名，有近500年历史，其颗粒硕大，圆润饱满，酥而不烂，味美爽口，营养丰富，药用价值高。

此外，江西广昌产的莲子又称"赣莲"，广昌县种植白莲已有1300多年的历史，享有"通心白莲之乡"的美誉，种植和加工历史非常悠久，品质突出，白莲具有色白、粒大、味甘清香、营养丰富、药用价值高、炖煮易烂、汤清肉绵等特点，是药食共用的优良保健食品。

二、莲子的种植与栽培

在新石器时代的后期，先人就以采集莲子为食。莲在我国至少有2700年的栽培历史，人们将藕列入了菜谱，使莲逐渐从人工防护到引种野生莲栽植、驯化、食用与观赏并举。现代有关莲的种植与栽培技术已经较为成熟。

（一）种植与栽前准备

种植莲子田块应选择水源充足、排灌方便、肥力中等以上的水田。种植前一周每亩施生石灰 40kg 进行土壤消毒，用 2500kg 猪牛栏粪做基肥。每年 3 月底至 4 月初种植，株穴距 3m×4m，每穴 3~4 支，每支 2~3 个节间以上的藕苗，藕苗朝向各异（为品字型）（图 2-1）。

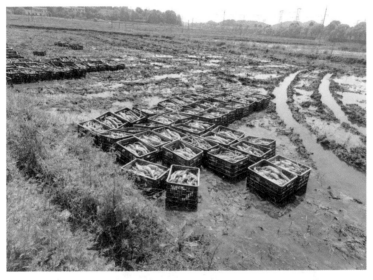

图 2-1　藕苗下种

（二）苗期管理

种植后至第 50 天保持 8~10cm 浅水层，起到保温护芽生长的作用。至第 60 天，当第一个立叶长出后应排干田水，在靠近抱卷叶左右两边 10cm 处施塞兜肥，每亩施纯氮、磷、钾比例为 1.5 ∶ 1 ∶ 1，同时结合中耕除草（图 2-2）。

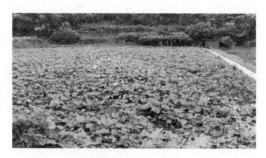

图 2-2 莲的苗期

（三）开花结实期的管理

（1）深水养花。6月上旬至9月底是开花结实期，7~8月份气温高，田间应保持 20~30cm 流动水层，降低莲田温度（图 2-3）。

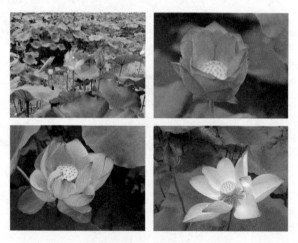

图 2-3 莲的花期

（2）花期应掌握重施花蕾肥、补施壮籽肥、适施秋莲肥。一般在6月中旬、7月上旬及下旬各施一次肥。三次施肥量及氮、磷、钾比例分别是苗肥的 3~4 倍、2~3 倍、1~2 倍。

视频 2-1

莲子的生长环境

（四）中耕除草及病虫害防治

莲田的虫害主要是蚜虫和斜纹夜蛾，蚜虫多数发生在苗期，可用 40% 乐果 1000 倍液防治。斜纹夜蛾可结合采莲时进行人工捕捉，并随时清除田间腐烂叶和病株，防止腐烂物质危害。

三、正确采收时间是品质基础

莲子根据其使用及加工方法不同，采收时间也有所不同。

食用的新鲜莲子，一般等莲子饱满，颜色翠绿时即可采摘，趁鲜食用（图 2-4）。

若制作磨皮莲则一般等莲子在田间完全成熟后，统一采收。此时莲子颜色转黑，果皮坚硬，内里饱满紧实（图 2-5）。

另外传统加工方式要求莲子采收要适时，不宜过早，也不宜过晚，一般采收为 5~8 分熟的莲蓬（图 2-6）。过早采收，莲子尚嫩，含水量大，晒干后易干瘪，且品质差，产量低。过晚采收，一方面莲子易被风吹而摇落到水中，造成损失；另一方面，莲子果皮变得坚硬，不易进行剥壳加工。当莲蓬呈现青褐色，莲孔张开，边缘带黑色时采收，莲子果皮呈现灰黄或灰褐色，子粒饱满等特点。

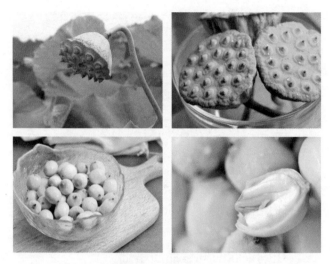

图 2-4　新鲜的莲蓬

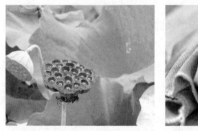
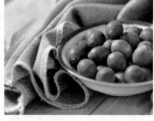

图 2-5　完全成熟的莲蓬

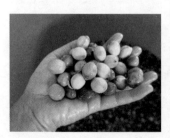
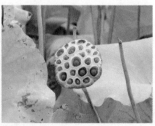

图 2-6　5~8分熟的莲蓬

第二节
莲子的加工与炮制

一、如何从"农作物"成为药材

（一）莲子的初加工

莲子采收后，立即剔去果皮和种皮，用细棍捅出莲心，将其摊放在阳光下晒干或 40℃ 文火烘干。莲子加工包括手工加工和机械加工两种。但无论何种加工形式，其操作都大致可分为脱粒、去壳、去皮、捅心、开边五道工序。

1. 脱粒

用手将莲粒从莲蓬孔格内一粒一粒剥出。脱粒时最好在子莲采摘后立即进行，切忌将子莲采摘后存放时间过长，以免莲蓬萎缩变黄，影响脱粒速度与子莲色泽。

2. 去壳

分为手工去壳和机械去壳两种。

（1）手工去壳　需准备一块 30cm×20cm 大小的干净小木板，使之呈 10°~20° 的角度，斜放在桌上或莲筛内，左手随意抓一把莲子，然后一粒粒从掌心推出，用拇指和食指夹住莲粒的一端，横放在木板上，右手持莲刀，在莲子的中部略用力向前一推，莲壳便割成两片。推动莲刀时，用力要轻巧、均匀，否则，会损伤莲肉或留下痕迹。然后用风车吹去莲壳（图2-7）。

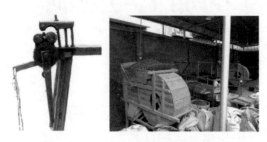

图2-7 手工挤压脱壳与风车去壳

（2）机械去壳 包括多联辊刀式剥壳、滚切式脱壳和挤压式脱壳等多种方式。去壳前需先对莲子大小进行分拣。

①多联辊刀式剥壳机主要由进料斗、电机及传动系统、分粒供料螺杆、剥壳头、集总式调节机构、机架及出料口等部分组成（图2-8）。莲子经分级后，进入到剥壳机相对应的各个不同级的进料斗内，在送料机构的螺杆和光辊同向转动作用下，莲子从机座上的出料孔按序推出；莲子一经排出就进入剥壳通道，剥壳通道由双托辊和螺旋辊刀构成，双托辊平行安装且转向相同，而螺旋辊刀安装在双托辊中心的正上方。

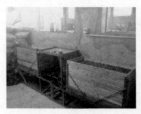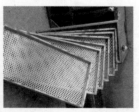

图2-8 机器分筛莲子大小

②滚切式脱壳机主要由机架、料斗、供料装置、溜槽、大链轮、输送装置、拨杆轴、脱壳装置及传动系统等组成（图2-9）。莲子由料斗进入输送装置，在电机带动下，通过传动部件驱动大链轮上的搓辊轴转动，拨杆轴使槽轮的拨杆驱动槽轮带动输送装置作间歇运动。当进莲口处于供料斗位置时输送装置会停下来，这样有利于莲子的进入。在供料装置中，莲子被带进切割通道和脱壳通道，且位置被调整，在搓辊转动的带动下，进入输送装置的莲子经摩擦力作用后位置再次被调整，当输送装置将莲子输送到切割器位置时输送装置暂时停止，莲子被限定在由输送辊、搓辊、连接板、套筒组成的切割通道内进行环切；莲壳环切后，由输送装置将莲子输送到脱壳通道时再次停歇，脱壳机构与切割机构的结构基本相同，只是刀片的位置换成了脱壳辊。莲子在脱壳通道中受脱壳辊的挤压和搓辊的摩擦力作用做滚动，旋转的莲子带动脱壳辊旋转，搓辊和旋转脱壳辊对莲子产生挤压使环切后的莲壳和莲仁分离，完成莲子脱壳过程。

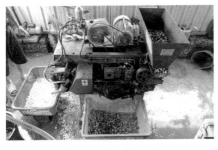

图2-9　滚切式脱壳

▶ 视频2-2

滚切式脱壳

③挤压式脱壳由挤压杆和脱壳阶梯孔套膜组成（图2-10）。工作时，先把经过分级的同级未脱壳的莲子削去根部厚度 1.5mm，并切出深度为 0.5mm、长为 15mm 的"一"或"十"字切痕；然后将处理好的莲子置于模套阶梯孔中，挤压杆向下挤压，使未脱壳的莲子向下移动，莲子壳在橡胶阶梯台阶的阻挡和孔壁的摩擦下，实现莲子壳、仁分离。

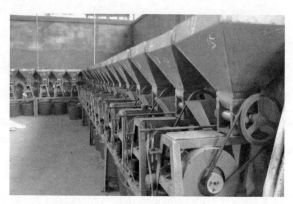

图 2-10　挤压式脱壳

3. 去皮

食用的莲子需要去皮，而药用莲子则不需要去皮。有手工和机械两种去皮方法。

（1）手工去皮法　将剥壳后的莲子用左手的拇指与食指夹住，顶部朝上，用手从莲子的顶部将子莲外皮（莲衣）扯下，通常可以一扯到底，再用拇指把尚未扯尽的莲衣和内皮彻底擦净，要求去皮干净，莲肉表面光滑。

（2）机械去皮法　在每年的 7~10 月份，将熟透的莲蓬摘下，取出果实，晾晒至完全干燥，标准为果壳呈现棕褐色或灰褐色，果实进行摇晃时有清脆的声响，然后将果实放入滚搓式莲子脱壳去皮一体机、新鲜莲子剥皮去衣机、挤振式莲子脱壳机等机器中，得到去皮莲子（图2-11）。机械去皮法与传统手工去皮法相比摆脱了季节的限制性，同时也节省了大量的劳动力，使生产效率得到了较大的提高。

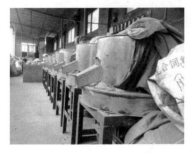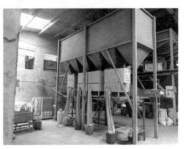

图2-11 机器磨皮

4.捅心

有手工去心（图2-12）和机器去心（图2-13）。手工去心法多用于滚切式法脱壳后的莲子，取已去皮的莲子，放置时间不宜过长，应在1~2小时内将其捅完。捅心前，可将去了皮的莲子倒入清水中，用手轻搓一下，能漂净少量未擦净的内皮及其黏液，捅心时，用签子正对胚芽的突起处，轻轻向前一捅，将整个莲心向外捅出，莲内不能留有莲心，也不可捅碎莲肉，保证莲子颗粒完整，无片莲，此种加工方法也可最大限度保证莲子心的完整。

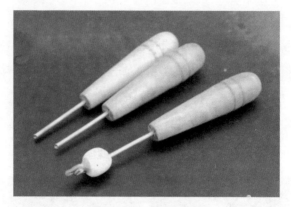

图 2-12 手工去心

机器去心主要用于完全成熟的壳莲加工。

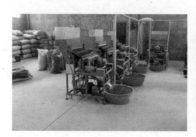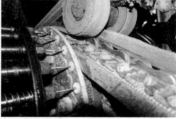

图 2-13 机器气泵去心与针捅去心

5. 开边

莲子根据需求，去心后部分需要进行开边，开边也分手工开边与机器开边（图 2-14、图 2-15）。

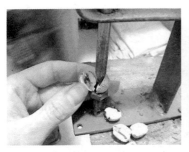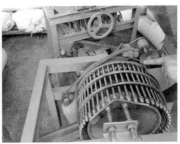

图 2-14 手工开边与机器开边

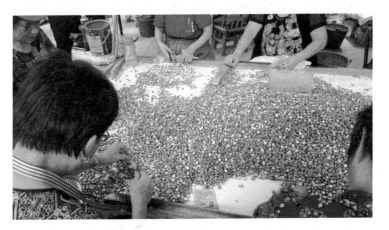

图 2-15 莲子开边后人工去心

 视频 2-3

莲子的机器开边

 视频 2-4

开边莲子手工去心

部分大型莲子生产企业也有完整的莲子脱壳流水式生产线（图 2-16）。

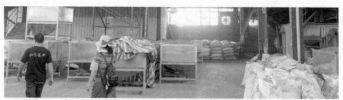

脱壳生产线

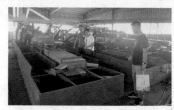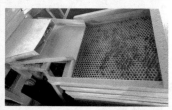

莲子大小分拣

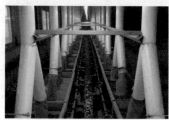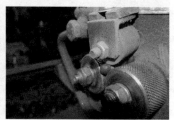

挤压脱壳

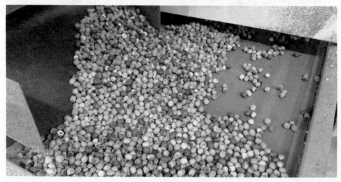

风机去外壳

图2-16 流水式脱壳线

（二）莲子的干燥方法

莲子的干燥方法有晒干、烘干和烘晒结合等（图2-17）。

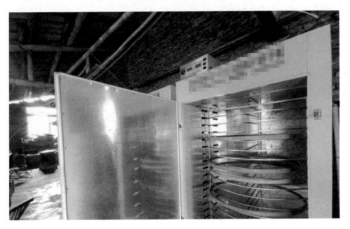

图2-17 莲子的干燥

1.晒干

将加工好的湿莲子摆在莲筛内，放置在太阳下曝晒，中途用手托莲筛使莲子翻动2~3次，使之受热均匀，切勿用手直接接触莲子，以免影响质量。

2.烘干

遇阴天或雨天，可采取木炭火烘干。烘干莲子时应控制好火力，经常用筷子翻动莲子，使之受热均匀，干燥程度一致。

3.烘晒结合

即火烘日晒同时进行，上有日晒下有烘焙，这种方法干燥的莲子质量最佳。因日晒与烘焙并举，所以火力可以适当减小，以莲筛不烫手为宜。

（三）莲子的贮藏

1. 常规贮藏方式

（1）干壳莲的贮藏　莲蓬采收后，要尽快地脱出莲子，并薄薄地摊到场地上晾晒，每天上下翻动 2~3 次，经 5~7 天，当莲子能脱离壳皮时，即为干壳莲。具体贮藏方法：将干壳莲装入晒干后的麻袋中，置于阴凉干燥处，下垫一层 20cm 厚的干谷壳，再铺上油毡和芦席防潮，在贮藏过程中要防止雨雪等侵袭，如此可进行长期贮藏。

（2）通心莲子的贮藏　莲子经去壳去嫩皮去莲心干燥后，即为干通心莲子。通心莲子容易吸湿发霉和生虫，因此应注意保存在低温通风和干燥的环境中。具体贮藏方法：①少量贮藏时，用干辣蓼草（每 50kg 干通心莲子用 2kg 干辣蓼草）垫于容器底部，然后装入莲子并加盖封口，这样可保存到第二年新莲子上市，一般不生虫、不发腐；②大量贮藏时，用内套聚乙烯薄膜袋的新麻袋或纸盒，每件装 25kg 或 50kg，在阴凉、通风、干燥、清洁的仓库内堆垛，一般以 5~10 层为好，经常道垛翻晒，并注意仓库内防害虫和老鼠。

2. 低温贮藏方式

有条件的情况下，莲子可采用低温贮藏方式，一般保持在干燥、低温条件下可以贮藏 3~5 年，运输时注意防雨、防潮及防止其他有毒物品的污染。

二、莲子的炮制方法

莲子的炮制方法较为简单，炮制品规主要有莲肉（子）和炒莲肉（子）两种。莲肉（子）为生品，功能补脾止泻，止带，益肾涩精，养心安神，用于脾虚泄泻，带下，遗精，心悸失眠者。炒莲肉（子）功效与主治同莲子相近，炒后降低了含水量，便于贮藏。

炮制

中药炮制是依照中医药理论和患者治疗需求，以及中药材自身特点，对原药材进行净制、切制和炮炙等一系列处理的过程。

（一）莲肉（子）

1. 挑拣

取原药材，拣净杂质，去心即可。

2. 浸泡

取原药材，加水浸泡 1~2 小时，或浸透，去心晒干。

莲子饮片质量标准见表 2-1。

表 2-1 莲子饮片质量标准

序号	炮制方法	收载标准
1	略浸，润透，切开，去心，干燥	《中国药典》（2020 年版）一部；《四川省中药饮片炮制规范》（2015 年版）；《广西壮族自治区中药饮片炮制规范》（2007 年版）
2	除去杂质，用水略浸，润透，切开，去心，干燥，用时打碎	《江西省中药饮片炮制规范》（2008 年版）
3	将原药材除去杂质，敲裂，剔除莲子心，筛去灰屑	《上海市中药饮片炮制规范》（2008 年版）
4	取原药材，投入沸水中略烫，取出，润软，破开，去心，干燥。用时捣碎	《浙江省中药饮片炮制规范》（2015 年版）
5	取原药材，除去杂质，洗净，润透，去心，干燥	《黑龙江省中药饮片炮制规范及标准》（2012 年版）
6	取原药材，略浸，润透，切开，去壳，去心（即莲子心，另器保存），干燥	《贵州省中药饮片炮制规范》（2005 年版）
7	取原药材，用清水略浸，润透，切开，去心，去壳，干燥	《江苏省中药饮片炮制规范》（2002 年版）
8	果实成熟时采割莲房，取出果实，除去果皮，除去莲子心和膜质种皮，干燥（白莲子）	《湖南省中药饮片炮制规范》（2021 年版）
9	洗净，略浸，润透，切开，去心，干燥	《湖北省中药饮片炮制规范》（2009 年版）
10	除去杂质，用水浸泡至七成透时，捞出，润透，去心，晒干	《吉林省中药饮片炮制规范》（1986 年版）

续表

序号	炮制方法	收载标准
11	将莲子略浸，润透，切开，去心，干燥	《山西省中药饮片炮制规范》（1984 年版）
12	略浸，润透，切开，去心，干燥	《宁夏中药饮片炮制规范》（1997 年版）
13	取净莲子，润透，切开，去心，干燥	《河南省中药饮片炮制规范》（2005 年版）
14	除去杂质、洗净，略浸，润透，切开，去心，干燥	《辽宁省中药饮片炮制规范》（1986 年版）
15	取莲子，除去杂质、莲子心及磨去种皮	《重庆市中药饮片炮制规范》（2023 年版）
16	取莲子，浸润至透，剖开，去心，干燥	《天津市中药饮片炮制规范》（2022 年版）
17	取原药材，除去杂质，筛去灰屑。或略浸，润透，切开，去心，干燥	《北京市中药饮片炮制规范》（2008 年版）
18	取原药材用小刀从顶端中央和缝裂口处直剖两瓣，挖出绿色莲心的子叶（为莲心）即可	《云南省中药饮片炮制规范》（1986 年版）

（二）炒莲肉（子）

1. 单炒

取莲子，置锅内微炒，或用微火炒至微黄色。

2. 麸炒

先将锅烧热，撒下麦麸与莲子，或先下麦麸至冒青烟时再加莲子，炒至金黄色，筛去麦麸即可。

炒莲子饮片质量标准见表 2-2。

表 2-2 炒莲肉（子）饮片质量标准

序号	炮制方法	收载标准
1	取净莲肉，置炒制容器内，用文火加热至表面微黄色并有香气逸出时，取出放凉	《河南省中药饮片炮制规范》（2022 年版）
2	取净莲肉，置锅内，用文火加热，炒至微黄色并有香气逸出时，取出，放凉	《宁夏中药饮片炮制规范》（1997 年版）
3	取净莲肉，置锅中，用微火炒至外表黄色有香气时，取出，晾凉	《吉林省中药饮片炮制规范》（1986 年版）
4	将炒药锅用中火加热，均匀撒入麸皮，待焦化起浓烟时，倒入莲肉，急速翻炒至表面金黄色时，取出，筛去麸皮，放凉	《山西省中药饮片炮制规范》（1984 年版）
5	取莲子饮片，用文火炒至稍变黄色，微具焦斑，取出，摊凉，即得	《黑龙江省中药饮片炮制规范及标准》（2012 年版）
6	取净莲子肉，置锅内用文火炒至色变深，取出，放凉	《辽宁省中药饮片炮制规范》（1986 年版）
7	取净莲子，捣碎，用文火炒至稍变黄色，微具焦斑，取出，摊凉，即得	《天津市中药饮片炮制规范》（2023 年版）

第三节
莲子的优劣鉴别

一、历版《中国药典》收载情况

莲子的鉴别方法主要有性状鉴别法、显微鉴别法和理化分析法。这三种方法各有优势，相互补充，可以从不同的角度对莲子进行很好的质量控制。

《中国药典》自1953年版开始，每版均收载莲子药材与饮片，检验项目从最初的只有性状鉴别，到现在的显微鉴别、理化鉴别、薄层色谱鉴别、检查项（水分、总灰分、黄曲霉毒素）等，质量控制手段不断完善提高，莲子的质量也越来越有保证，详见表2-3。

《中华人民共和国药典》

《中华人民共和国药典》（简称《中国药典》）是国家药品标准体系的核心，是法定的强制性标准。1953年，我国颁布了第一版《中国药典》。《药品管理法》明确了药品标准的法定地位，药品标准工作和《中国药典》制修订工作步入法治化轨道，每5年颁布一版。迄今为止，我国已经颁布实施11版药典。

表2–3 历版《中国药典》收载莲子质量标准情况

版次	鉴别	检查	含量测定	饮片
1963 年版	无	无	无	莲子
1977 年版	无	无	无	莲子
1985 年版	无	无	无	莲子
1990 年版	无	无	无	莲子
1995 年版	（1）显微鉴别 （2）理化鉴别	（1）水分	无	莲子
2000 年版、 2005 年版	（1）显微鉴别 （2）理化鉴别 （3）薄层色谱鉴别 （莲子对照药材）	（1）水分	无	莲子
2010 年版	（1）显微鉴别 （2）理化鉴别 （3）薄层色谱鉴别 （莲子对照药材）	（1）水分 （2）总灰分	无	莲子
2015 年版、 2020 年版	（1）显微鉴别 （2）理化鉴别 （3）薄层色谱鉴别 （莲子对照药材）	（1）水分 （2）总灰分 （3）黄曲霉毒素	无	莲子

二、莲子质量鉴别方法

（一）性状鉴别法——最直观的质量控制方法

性状鉴别法是一种通过眼观、手摸、鼻闻、口尝、水试、火试等十分简便的直观鉴别方法，主要包括形状、大小、颜色、表面特征、折断面、质地、气、味等。莲子是莲的种子，种子是种子植物特有的繁殖器官，是由胚珠发育而成。种子类药材需要观察其形状、大小、颜色、表面纹理、种脐、合点、种脊、毛茸的有无及形状等。

《中国药典》（2020 版）一部规定莲子的性状特征为：略呈椭圆形或类球形，长 1.2~1.8cm，直径 0.8~1.4cm。表面红棕色，有细纵纹和较宽的脉纹。一端中心呈乳头状突起，棕褐色，多有裂口，其周边略下陷。质硬，种皮薄，不易剥离。子叶 2，黄白色，肥厚，中有空隙，具绿色莲子心。气微，味甘、微涩；莲子心味苦（图 2-18）。

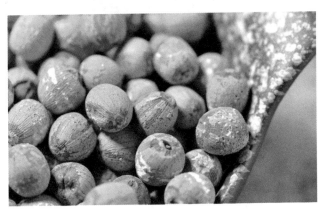

图 2-18　药用莲子

（二）显微鉴别法——微观的质量控制方法

显微鉴别法是利用显微镜技术对中药材的微观特征进行观察，以确定其品种和质量的一种鉴定方法，包括组织鉴别和粉末鉴别两种形式。通过显微镜观察中药材的组织结构、细胞形态及其内含物的特征，可以鉴别药材的真伪甚至是质量优劣，因此，它是中药鉴别中一种重要手段。

《中国药典》（2020 年版）一部规定莲子的显微特征为粉末类白色。主为淀粉粒，单粒长圆形、类圆形、卵圆形或类三角形，有的具小尖突，直径 4~25μm，脐点少数可见，裂缝状或点状；复粒稀少，由 2~3 分粒组成。色素层细胞黄棕色或红棕色，表面观呈类长方形、类长多角形或类圆形，有的可见草酸钙簇晶。子叶细胞呈长圆形，壁稍厚，有的呈连珠状，隐约可见纹孔域。可见螺纹导管和环纹导管（图 2-19）。

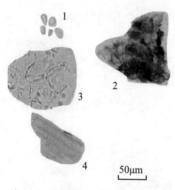

图 2-19 莲子粉末显微特征
1：淀粉粒；2：色素层细胞；3：子叶细胞；4：导管

（三）理化分析法——现代化的质量控制方法

理化分析是利用某些物理特性、化学反应或仪器分析方法，鉴定中药的真假、纯度和优劣的一种方法，这种方法不仅可以分析中药的主要化学成分或有效成分的有无和多少，还可以测定其中可能存在的对人体有害的物质，如农药残留、重金属、黄曲霉毒素、二氧化硫残留等。

1. 莲子的化学成分

莲子主要含有淀粉、脂肪酸、棕榈酸、油酸、亚油酸、蛋白质、脂肪、膳食纤维、硫胺素、烟酸等成分，还含有黄酮类化合物（芦丁、槲皮素和金丝桃苷等），另外还富含钾、钙、镁、磷、铁、锌、铜、钴、锰等多种营养微量元素。

新鲜莲子中必需氨基酸组成中的赖氨酸含量较高，赖氨酸在一般食物中尤其是在淀粉含量高的果蔬食物中是第一限制性氨基酸，表明新鲜莲子可以为一些特定人群补充赖氨酸，提高蛋白质的生物效用。

2. 莲子的理化分析方法

（1）理化鉴别　针对莲子的化学成分，《中国药典》（2020年版）一部莲子的质量标准中规定了淀粉和糖类两个化学显色反应，只有这两个反应的结果都出现标准规定的颜色时，才可判断符合要求。

小贴士

显色反应

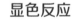

显色反应是指物质可与某一种或多种化学试剂发生反应，并表现出颜色变化的化学过程。中药由不同类别的化学成分组成，这些化学成分因其结构特点，往往可以与不同的化学试剂发生反应，呈现不同的显色反应类型，如糖类化合物则可以与 α-萘酚试剂和浓硫酸反应生成紫红色物质，

黄酮类化合物则可以与盐酸－镁粉发生反应生成
不同颜色的产物，苯醌及萘醌类化合物则可以与
无色亚甲蓝试液发生颜色反应等。

（2）薄层色谱鉴别　薄层色谱法是中药鉴别中广泛应用
的方法之一。《中国药典》（2020年版）一部莲子的质量标准
中就收载了莲子的薄层色谱鉴别法，即将莲子样品与法定的
参照物——莲子对照药材通过系列实验步骤，得到一张薄层
色谱图，通过比较这张图中莲子样品与莲子对照药材出现的
色谱斑点（图2-20），就可以判断样品的真伪：如果莲子样
品的斑点个数和对应位置的斑点颜色都与莲子对照药材的一
致，那么基本上可以确定是莲子无疑了，否则就要考虑其真
伪问题。

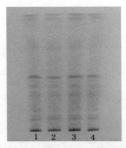

图2-20　莲子薄层色谱鉴别图
1为莲子对照药材；2~4为莲子样品

（3）水分　莲子含水量的高低，对莲子质量、成分稳定性有着重要的影响。因此通常需要控制其水分不能太高。在《中国药典》（2020年版）一部莲子质量标准中就规定了莲子药材的水分不得超过14.0%。

（4）总灰分　莲子总灰分的高低，通常可以反映出莲子中混有泥沙等外来杂质的情况。在《中国药典》（2020年版）一部莲子质量标准中规定莲子总灰分的限度为不得超过5.0%。

（5）黄曲霉毒素　变质的莲子中可能会产生黄曲霉毒素，常见的成分有黄曲霉毒素 B_1、B_2、G_1、G_2，毒性极强，被世界卫生组织的癌症研究机构划分为 I 类致癌物。因此在《中国药典》（2020年版）一部莲子质量标准中规定了每 1kg 莲子含黄曲霉毒素 B_1 不得超过 5μg，黄曲霉毒素（B_1、B_2、G_1、G_2）总量不得超过 10μg。

小贴士

黄曲霉毒素对人体的危害有多大？

黄曲霉毒素是一种剧毒和强致癌物质。黄曲霉毒素的半数动物致死量（LD_{50}）为 0.249mg/kg，其毒性是氰化钾的 10 倍，是砒霜的 68 倍。黄曲霉毒素主要通过食物摄入后经消化道吸收，大部分分布在肝脏，在肾脏、血液、肌肉和脂肪中也有少量分布，体内代谢过程主要为羟基化、去甲基化和环氧化等作用，主要代谢产物也具有毒性或致癌、致突变作用。黄曲霉毒素有很强的急性毒性，也有显著的慢性毒性。人摄入大剂量的黄曲霉毒素后可出现肝实质细胞坏死、胆管上皮细胞增生、肝脂肪浸润及肝出血等急性病变，前期症状为发烧、呕吐、厌食、黄疸，继而出现腹腔积液，下肢浮肿并很快死亡。由黄曲霉毒素引起的中毒事件，国内外都有过相关报道，其中以1974 年印度发生的中毒事件最为严重：印度西部两个邦中 200 多个村庄皆以玉米为主食，由于当年雨水过多，造成玉米严重霉变，村民食用霉变玉米后导致 397 人中毒，106 人死亡，尸检及病理实验证明，这次中毒事件的原因是黄曲霉毒素 B_1 中毒。而慢性毒性表现为生长障碍，肝脏出现亚急性或慢性损伤，体重减轻，诱发肝癌等。

三、什么样的莲子不能吃

（一）有腐烂或霉变现象的莲子不能吃

多项研究表明腐烂或霉变的莲子极易被黄曲霉毒素污染，特别是莲子主产区在中国南方，湿润的气候条件尤其适宜黄曲霉毒素 B_1 的产生，消费者如果吃了这样的莲子，对身体健康会带来极大的致癌风险。

（二）含有黄曲霉毒素的莲子不能吃

还有一种莲子，无霉变也不腐烂，肉眼看不出有任何质量问题，但是它们却含有较高的黄曲霉毒素，往往需要通过精密仪器和专业人员才能检测出来。由于黄曲霉毒素是强致癌物，人们如果不小心食用了含这类物质的莲子，对身体健康和生命安全极为不利。所以，这一种莲子是坚决不能吃的。

如何能买到放心的莲子呢？别急，前面已介绍了《中国药典》关于莲子中黄曲霉毒素检测的方法和限度。通常中药饮片企业生产的莲子，都必须按《中国药典》的标准检验合格后，才允许进入市场销售，其中就包含了黄曲霉毒素的检测，并且每批莲子都要标明生产企业、检验合格证等信息。所以，要想买到质量合格的莲子，就必须要通过正规渠道购买，并且要仔细察看莲子包装上的生产企业、批号、效期、合格证等信息。

买回家的莲子，又应该如何保存才不至于产生黄曲霉毒素呢？原则上就是避免潮湿和高温，一是可以密封保存，直接放入能密封的保鲜袋或者保鲜盒内密封好，防止外界空气进入，这样就能让干莲子保存较长时间；二是可以在阴凉干燥处保存，可以避免莲子因阳光照射、湿气过重、温度过高而导致腐烂，延长干莲子的保质期。

（三）莲子中黄曲霉毒素的检测方法

通常黄曲霉毒素的检测可采用酶联免疫法（ELISA）、薄层色谱法（TLC）、高效液相色谱法（HPLC）、高效液相色

谱 – 质谱法（HPLC-MS）等，但不同的方法特点却不一样：ELISA 法检测速度快，对人体危害小，但准确性较差；TLC 法设备简单，检测费用低，但操作繁琐、费时，灵敏度差，对操作人员身体健康的危害较大；HPLC 或 HPLC-MS 法能准确地分离不同种类的黄曲霉毒素，检测速度快且准确，但仪器设备昂贵，前处理方法相对繁琐，对操作人员的身体健康也存在一定的危害，因此，在开展黄曲霉毒素检测工作中，一定要注意实验环境及人员的防护。

目前，《中国药典》采用 HPLC 及 HPLC-MS（图 2-21、图 2-22）这两种检测方法来测定中药材、中药饮片中的黄曲霉毒素。

随着新技术的不断推广和仪器设备的不断投入，国内各级药品检验机构、第三方检测机构以及大部分的药品生产企业都具备中药材及中药饮片中的黄曲霉毒素的检测能力。

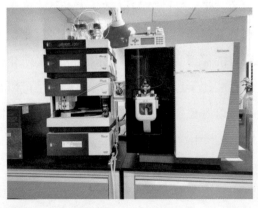

图 2-21　高效液相色谱串联质谱（HPLC-MS）仪

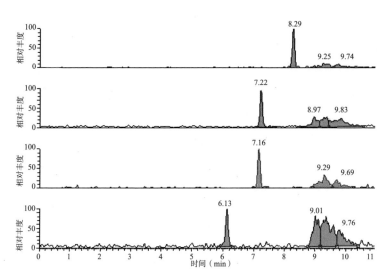

图2-22　四种黄曲霉毒素的质谱提取图
从上至下依次为黄曲霉毒素 B_1、G_1、B_2、G_2

四、莲子的商品规格与等级划分

（一）按产地

湖南为"湘莲"，福建建宁为"建莲"，浙江武义为"宣莲"，江西广昌为"广昌白莲"或"赣莲"，江苏为"湖莲"。

（二）按加工方式

包括红莲、白莲、钻心莲、通心白莲、开边莲等规格。

红莲是指去掉外壳，但未去种皮的干莲子。

白莲是指去掉了种皮的干莲子，包括手工白莲和磨皮白莲两种品类。

钻心莲是指去掉外壳，钻掉莲心的干莲子。

通心白莲是指采摘八至九成熟的鲜莲，去掉外壳、种皮和莲心的干莲子。

开边莲是指将红莲纵向对称劈开，去掉莲心的干莲子。

中华中医药学会于2018年颁布的《中药材商品规格等级——莲子》(T/CACM 1021.64—2018)团体标准规定了红莲和白莲的规格等级划分。一般包括统货、小选、大选等等级，其中红莲只有统货，大选为莲子的最高等级。详见表2-4、图2-23。

表2-4　莲子的规格等级划分

规格	共同点	等级	区别点
红莲	表面红色，有细纵纹和脉纹，饱满圆润。一端中心微有突起，顶端钝圆，红棕色，无裂口，底部具针眼状小孔。湖南红莲子质硬，种皮没有经过机器打磨，不易剥离，呈红棕色	统货	
白莲	手工白莲：表面浅黄色至黄白色，有的细纵纹和较宽的脉纹，呈皱缩样，有的比较饱满油润。顶端中心呈乳头状突起，顶端尖，浅棕色，有裂口，其周边略下陷，底部具针眼状小孔　磨皮白莲：表面粉色至黄白色，无细纵纹和脉纹，光滑，粉性比较明显。两端中心微有突起，顶端钝圆，红棕色，无裂口，底部具针眼状小孔，两端多有加工过程中没有打磨干净的种皮	大选	宽(mm)≥ 11
		小选	宽(mm)≤ 11
		统货	宽(mm)8~12

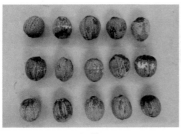
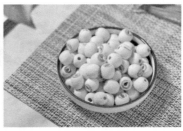

红莲　　　　　　　　　　　　白莲

图2-23　红莲与白莲

第四节
莲子的常见易混品

莲子的伪品较为少见，大家应注意市场上的几种易混品，在食用和药用时不要弄错就可以了。

（一）石莲子

石莲子和莲子植物来源是一样的，只是不去掉果皮。它的采摘时间一般在每年的 10 月，待莲子熟透后，这个时候莲子的果皮已经变成了灰褐色，再从莲蓬里直接取用里面的莲子即可。石莲子略呈卵圆形或椭圆形，两端微尖；长 1.5~2cm，直径 0.8~1.3cm；表面灰褐色，一端可见突起的花柱残基，另一端可见凹陷的果柄痕。质坚硬，难破开。除去坚硬的果皮，可见一枚种子，种子表面红棕色，种皮菲薄，紧贴肥厚的子叶，中央空腔中有一枚绿色的胚和幼叶（莲子心）。气微，味淡、微涩（图 2-24）。

（二）苦石莲

俗称老鸦枕头、广石莲、青蛇子、双肾子，是豆科植物喙荚云实（*Caesalpinia minax* Hance in Journ. Bot.）的种子，产于广东、广西、云南，矩状椭圆形，长 1.8~2cm，直径 8~10mm，中部稍下陷，两端浑圆，形似枕头，顶无小圆孔，外皮黑色或暗棕色，光滑，有时具密环纹或横裂纹，质极坚硬，色黑，有光泽，内无莲心，味苦辛（图2-25）。

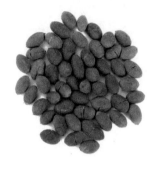

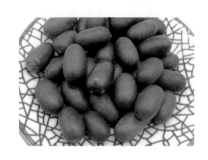

图2-24　石莲子　　　　　　图2-25　苦石莲

　　莲子、石莲子和苦石莲在形状、大小、表面特征等外观上容易混淆，现将具体区别整理如下，见表2-5。

表2-5　莲子、石莲子和苦石莲鉴别点

鉴别点	莲子	石莲子	苦石莲
来源	睡莲科植物莲（*Nelumbo nucifera* Gaertn.）	睡莲科植物莲（*Nelumbo nucifera* Gaertn.）	豆科植物喙荚云实（*Caesalpinia minax* Hance in Journ. Bot.）
药用部位	干燥成熟种子	老熟的果实	种子
形状	椭圆形或类球形	卵圆形或椭圆形，两端略尖	矩状椭圆形
大小	长1.2~1.8cm，直径0.8~1.4cm	长1.5~2cm，直径0.8~1.3cm	长1.8~2.0cm，直径0.8~1.0cm

续表

鉴别点	莲子	石莲子	苦石莲
表面特征	表面红棕色，有细纵纹和较宽的脉纹。一端中心呈乳头状突起，棕褐色，多有裂口，其周边略下陷	灰褐色，一端可见突起的花柱残基，另一端可见凹陷的果柄痕	外皮黑色或暗黑色，光滑，有时具密环纹或横裂纹，中部稍下陷，两端浑圆，形似枕头，顶无小圆孔
内部	子叶2，黄白色，肥厚，中有空隙，具绿色莲子心；或底部具有一小孔，不具莲子心	1枚种子，红棕色，种皮菲薄，紧贴肥厚的子叶，中心有1枚绿色的胚和幼叶	种皮厚约1mm，内表面灰黄色，平滑而光泽；除去种皮，可见2片棕色肥厚的子叶，富油质，内无莲心
质地	质硬，种皮薄，不易剥离	质坚硬，难破开	质坚硬，不易破开
气，味	气微，味甘、微涩，莲子心味苦	气微，味淡、微涩，胚芽苦	气微，味苦辛

第三章

莲子之用

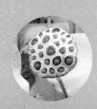

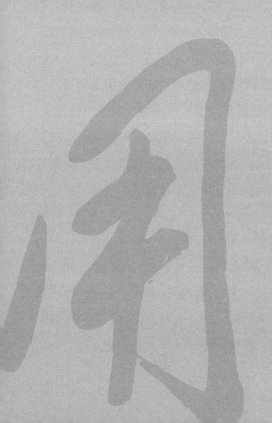

第一节
莲子的药理作用

莲子为中药名，出自《本草经集注》，为睡莲科植物莲（*Nelumbo nucifera* Gaertn.）的干燥成熟种子。外观特征略呈椭圆形或类球形，长 1.2~1.8cm，直径 0.8~1.4cm。表面浅黄棕色至红棕色，有细纵纹和较宽的脉纹。一端中心呈乳头状突起，深棕色，多有裂口，其周边略下陷。质硬，种皮薄，不易剥离。子叶 2，黄白色，肥厚，中有空隙，具绿色莲子心。气微，味甘、微涩；莲子心味苦。

莲属于药食两用的食材，其食用、药用价值都很高，它是多部分都可以入药的。中医上讲，莲成熟的种子叫做莲子，种子中间绿的胚芽叫做莲子心，莲花的花蕊叫做莲须，叶子就叫做荷叶，它的叶柄和花柄叫做荷梗，莲蓬房中药叫做莲房，就是莲蓬俏，因为各部分均可入药，所以功能主治也不尽同。

莲子的性味较甘平，适合长期应用，具有健脾止泻、养心安神的作用。莲子心味道极苦，却有显著的强心作用，扩张外周血管，降低血压，还有很好的祛心火的功效，可以治疗口舌生疮，并有助于睡眠。莲须有清心固肾、涩精止血的作用，可以治疗梦遗、遗精、尿频、遗尿，还有崩漏、吐血等出血症状。荷叶是清热利湿、升阳止血的药物，可用来治疗夏季暑湿、脾虚泄泻，还有各种出血的症状。荷梗是理气宽胸的药物，可以用于缓解暑湿之后的胸闷气短。莲房是消瘀止血的药物，可用于崩漏、尿血、痔疮出血、脱肛等，止血的时候炒炭用效果更好。

莲子是一味很有价值的中药，为滋补元气之珍品，尤以湖南"湘莲"、浙江"宣莲"、福建"建莲"的莲子为上品。药用时去皮，故又称"莲肉"。其味甘、涩，性平，入心、肾、脾，入心能补，入脾能补，入肾也能补，并有一定的固涩作用，所以入心平补气阴，能够补气安神，入脾平补气阴有固涩又能止泻，入肾补肾气也能缩小便。另外还有益肾固精的作用，像遗精、崩漏带下都可以用莲子配伍人参、茯苓、白术。当莲子配伍肉豆蔻、补骨脂，可以治疗脾肾两虚导致的久泻不止；配伍益智仁、龙骨，可以治疗心肾不足导致的小便白浊、滑精；配伍白术、茯苓，可以治疗肾虚导致的白带如水、量多、无味。莲子还可以跟龙骨、山茱萸、覆盆子配合使用，也可以跟芡实、龙骨配合使用。莲子中的钙、磷、铁含量丰富，每千克莲子中含有蛋白质 81.3g、脂肪 9.8g、糖类 304mg、钙 436mg、磷 1.397mg、铁 314mg，还含有其他多种维生素、微量元素、荷叶碱等物质，除可以构成骨骼和牙齿的成分外，还有促进凝血，使某些酶活化，维持神经传导性，镇静神经，维持肌肉的伸缩性和心跳的节律等作用。对治疗神经衰弱、慢性胃炎、消化不良、高血压等也有一定功效。丰富的磷还是细胞核蛋白的主要组成部分，帮助机体进行蛋白质、脂肪、糖类代谢，并维持酸碱平衡，对精子的形成也有重要作用。莲子还有养心安神的功效，对中老年人特别是脑力劳动者有健脑，增强记忆力，提高工作效率的作用，并能预防老年痴呆的发生。莲子所含氧化黄心树宁碱对鼻咽癌有一定的抑制作用。

莲子心，味极苦，吃莲子时勿将其去除，前人有诗曰："莫嫌一点苦，便拟弃莲心。"正是这颗"苦心"，有很大的药用价值。莲子心可清心去热，敛液止汗，清热养神，止血固精。可以治疗口舌生疮，并有助于睡眠。用作补益药，补脾止泻，益肾涩精，养心安神。可治疗脾虚久泻、肾虚遗精、滑泄、小便不禁、妇人崩漏带下、心神不宁、惊悸、不眠等症。莲子心含莲心碱、荷叶碱、木犀苷、金丝桃苷等，有清热、固精、安神、强身降压之效，对高热引起的烦躁不安、神志不清和梦遗等症有辅助治疗作用。西医学证明：莲子心水煎液能提高组织胺的浓度，使外周血管扩张，具有降压作用；莲子心中所含的生物碱还有强心作用。

因此，从中医上来说，莲子，它可以补脾、止泻、益肾固精、止带，还可以养心安神。具有清心去热、涩精、止血、止渴等功效，可治疗心衰、休克、阳痿、心烦、口渴、吐血、遗精、目赤、肿痛等病症。莲子心清心，去热，止血，涩精，具清心火，平肝火，泻脾火，降肺火，消暑除烦，生津止渴，补肾固精等功效，治目红肿、心烦，口渴，吐血、肾虚等病症。用莲子心泡水喝，还可以治疗便秘。

在日常饮食过程中，莲子不仅可以鲜食，还可以与其他食物搭配制作成营养食品，比如莲子粥、莲子桂花银耳汤、莲子枸杞羹等。莲子中含有的营养物质很多，很适合作为日常饮食，特别适合失眠、多梦、遗精、高血压等患者食用。

总而言之，莲子对人体的主要功效可分为以下 5 个方面。

一、调节免疫功能作用

莲子营养价值很高，其中以多糖和蛋白质的含量最为丰富。研究发现，莲子多糖可提高免疫抑制小鼠腹腔巨噬细胞和脾细胞分泌的白细胞介素 –1α、白细胞介素 –2 活性，促进经刀豆素 A 或脂多糖刺激的脾细胞增殖，并降低血清可溶性白细胞介素 –2 受体水平，具有较好的增强免疫力效果。莲子多糖还是一种有效的双歧杆菌促增殖因子，可作为双歧生长因子进一步开发利用。以莲子饲养大鼠能使实验组大鼠胸腺皮质中 T 淋巴细胞数显著高于对照组，提示莲子有一定增强免疫力的作用。莲子的蛋白质含量较高，可以起到滋补身体的作用。此外，莲子心中所含的棉子糖，也可提高人体免疫力。是老少皆宜的滋补品，对于久病，产后或老年体虚者，更是常用营养佳品，所以，适量地服用莲子可以养生。

二、促进睡眠作用

莲子中富含多种维生素和微量元素，具有很好的调节情感、放松情绪的作用，莲子心中的双苄异喹啉类生物碱，如莲心碱、甲基莲心碱、异莲心碱具有多种心血管药理作用。其中，异莲心碱对心血管功能及压力超负荷型左心室肥大具有良好的改善作用，而甲基莲心碱能产生协同的抗心律失常作用，莲心碱则能改善脑缺血再灌注损伤。经常吃莲子能够有效的镇静安神，促进入睡，提高睡眠质量。特别是对于心烦的睡眠不好的状态，加一点莲子，或者作为保健食品来食用，能起到帮助睡眠的作用。

三、降血压作用

莲子中含有大量微量元素，特别是钾元素相对较多。钾离子能够有效维持心脏的功能，参与体内的新陈代谢，降低中老年人中风的风险。莲子中还含有大量的莲心碱结晶和非结晶生物碱等物质，这两类物质都可以有效地帮助人体降低血压、扩张外周血管的作用，还可以减少患血管性疾病和高血压的可能性。

四、防癌和抗癌作用

莲子善于补五脏不足，通利十经脉气血，使气血畅而不腐，长期服用莲子可以起到抗癌的作用，所含的氧化黄心树宁碱这种成分能够抑制癌细胞扩散和形成，能够有效抑制鼻咽癌、子宫癌、肺癌等疾病，患有此类疾病的人群平时可多喝莲子粥或莲子羹来滋补身体，以缓解癌细胞对人体的伤害。

五、延缓衰老作用

莲子中所含的磷是细胞核蛋白的主要组成成分，能够帮助机体进行正常的代谢，有效维持体内酸碱平衡，还有利于精子的形成，提高男性生育能力。药理实验数据表明，莲子能延长果蝇的平均寿命 36.37%（♀）和 33.36%（♂）；使雄果蝇最高寿命延长 50.0%~56.82%；并显著降低雄果蝇脂褐素含量。莲子中的多酚能较好地清除氧自由基。中老年人特别是脑力劳动者经常食用，可以健脑，增强记忆力，提高工作效率，并能预防老年痴呆的发生。

另外莲子还能解暑，莲子心能起到协同作用。夏天天气炎热时，常用莲子心泡水喝，对防止中暑和解暑都具有很好的帮助。一般来说莲子心的清热效果要比莲子好。特别是对于心火旺盛的人来说，吃点莲子能够有效地降心火、清心安神，对于因为上火所引起的口舌生疮，也有很好的调理作用。长期服用莲子还可以缓解男子遗精、阳痿早泄的情况。所含的莲子碱有平抑性欲作用，对于青年人梦多，遗精频繁或滑精者，服食莲子有良好的止遗涩精作用。

第二节
莲子的制剂

一、莲子的制剂概况

莲全身多处皆可药用,莲子、莲子心、莲房、莲须以及荷叶在历版《中国药典》中均有收载。其中莲子具有补脾止泻,止带,益肾涩精,养心安神的功效,常用于治疗脾虚泄泻,带下,遗精,心悸失眠等证,应用极广。莲子心具有清心安神,交通心肾,涩精止血的功效。常用于热入心包,神昏谵语,心肾不交,失眠遗精,血热吐血等证。莲房可化瘀止血,用于崩漏,尿血,痔疮出血,产后瘀阻,恶露不尽。莲须可固肾涩精,用于遗精滑精,带下,尿频。而荷叶可清暑化湿,升发清阳,凉血止血,可用于暑热烦渴,脾虚泄泻,血热吐衄,便血崩漏。

现代药理研究表明,莲子、莲子心主要包括生物碱、黄酮、有机酸、甾醇、挥发油、单糖、水溶性多糖及微量元素等,其中生物碱类主要为阿朴啡类生物碱、苄基异喹啉类生物碱及双苄基异喹啉类生物碱三类,包含莲心碱、异莲心碱、甲基莲心碱、荷叶碱、去甲乌药碱、莲心季铵碱等活性成分,具有抗癌、降血压、抗心律失常、抗氧化、降血糖、神经保护、抗炎等多种药用价值和保健功能。莲须与莲房含有挥发油和大量以木犀草素、槲皮素、异槲皮苷、山柰素为主的黄酮类化合物，其中莲房中总黄酮包含大量的原花青素，具有较强的抗氧化、清除体内自由基、抑制脂质过氧化作用。而荷叶除含有糖类、脂类、蛋白质、单宁等成分外，也含有具明显生物活性的生物碱、黄酮类等多种化合物。

因此，人们将莲子和其他中药材一起组方加工制成多种剂型的制品，既方便服用、携带、贮藏和保管，又能发挥更好的治疗效果。目前含有莲子的制剂有丸、片、散等多种剂型，如含莲子的丸剂有牛黄清宫丸、十香返生丸等；含莲的散剂有养脾散等；含莲子的片剂有心脑静片、参苓白术片、人参健脾片等；含莲子的颗粒剂有小儿扶脾颗粒、参苓白术冲剂等；含莲子的胶囊剂有心速宁胶囊等；含莲子的合剂有清脑复神液等；还有莲子提取物大量应用于保健食品中。

二、莲子药用制剂与服用建议

莲子药用制剂通常以复方口服制剂为主，莲子与方中其他组成药味共同发挥作用。这类制剂的剂型除有丸剂、散剂、片剂、胶囊剂以外，还有口服液、冲剂、合剂等。要根据患者的症状、医师的诊断辨证论治，综合选定使用何种制剂，并遵照各制剂的服用建议。9种临床常用莲子的制剂如下。

❶ 十香返生丸

【组成】沉香、丁香、檀香、土木香、香附（醋炙）、降香、广藿香、乳香（醋炙）、天麻、僵蚕（麸炒）、郁金、莲子心、瓜蒌子（蜜炙）、金礞石（煅）、诃子肉、甘草、苏合香、安息香、人工麝香、冰片、朱砂、琥珀、牛黄。

【功效主治】开窍化痰，镇静安神。用于中风痰迷心窍引起的言语不清、神志昏迷、痰涎壅盛、牙关紧闭。

【剂型】丸剂。

【使用注意】孕妇忌服。

❷ 女珍颗粒

【组成】女贞子、墨旱莲、地黄、紫草、酸枣仁（炒）、柏子仁、钩藤、珍珠粉、茯苓、莲子心。

【功效主治】滋肾，宁心。用于更年期综合征属肝肾阴虚、心肝火旺证者，可改善烘热汗出，五心烦热，心悸，失眠。

【剂型】颗粒剂。

❸ 小儿香橘丸

【组成】木香、陈皮、苍术（米泔炒）、白术（麸炒）、茯苓、甘草、白扁豆（去皮）、山药（麸炒）、莲子、薏苡仁（麸炒）、山楂（炒）、麦芽（炒）、六神曲（麸炒）、厚朴（姜炙）、枳实（麸炒）、香附（醋炙）、砂仁、法半夏、泽泻。

【功效主治】健脾和胃，消食止泻。用于小儿饮食不节引起的呕吐便泻，脾胃不和，身烧腹胀，面黄肌瘦，不思饮食。

【剂型】丸剂。

❹ 牛黄清宫丸

【组成】人工牛黄、麦冬、黄芩、莲子心、天花粉、甘草、大黄、栀子、地黄、连翘、郁金、玄参、雄黄、水牛角浓缩粉、朱砂、冰片、金银花、人工麝香。

【功效主治】清热解毒，镇惊安神，止渴除烦。用于身热烦躁，昏迷不醒，舌赤唇干，谵语狂躁，头痛眩晕，惊悸不安及小儿急热惊风。

【剂型】丸剂。

❺ 心速宁胶囊

【组成】黄连、半夏、茯苓、枳实、常山、莲子心、苦参、青蒿、人参、麦冬、甘草。

【功效主治】清热化痰，宁心定悸。用于痰热扰心所致的心悸，胸闷，心烦，易惊，口干口苦，失眠多梦，眩晕，脉结代等症；适用于冠心病、病毒性心肌炎引起的轻、中度室性过早搏动见上述症状者。

【剂型】胶囊剂。

【使用注意】（1）有胃病者宜饭后服用。（2）服药中出现恶心等反应时，可减量服用或暂停用药。（3）本品组方中常山有催吐等副作用，应用时应注意其不良反应。

❻ 心脑静片

【组成】莲子心、珍珠母、槐米、黄柏、木香、黄芩、夏枯草、钩藤、龙胆、淡竹叶、铁丝威灵仙、天南星（制）、甘草、人工牛黄、朱砂、冰片。

【功效主治】平肝潜阳，清心安神。用于肝阳上亢所致的眩晕及中风，症见头晕目眩、烦躁不宁、言语不清，手足不遂，也可用于高血压肝阳上亢证。

【剂型】片剂。

【使用注意】孕妇忌服；本品不宜久服；肝肾功能不全者慎用。

❼ 下消丸

【组成】莲子、山药（麸炒）、制何首乌、地骨皮、龙骨（煅）、金樱子、远志（甘草制）、茯苓、芡实、莲须、菟丝子、酸枣仁、诃子（煨）、泽泻（炒）。

【功效主治】固肾，涩精，化浊。用于遗精，精浊，遗尿，尿频。

【剂型】丸剂。

❽ 养脾散

【组成】党参、白术、山药、茯苓、陈皮（制）、肉桂、薏苡仁、砂仁、莲子、老范志万应神曲、麦芽、丁香、甘草、山橘干。

【功效主治】养脾健胃，开郁消食。用于脾胃虚弱、水土不服引起的消化不良，饮食积滞，脘腹胀满，嗳气吞酸，腹泻下痢，食欲不振，面黄肌瘦等症。

【剂型】散剂。

【使用注意】孕妇忌服。

❾ 参苓白术片

【组成】党参、茯苓、白术（炒）、山药、白扁豆
（炒）、莲子（炒）、薏苡仁（炒）、砂仁、桔梗、炙甘草、
陈皮。

【功效主治】健脾、益气。用于体倦乏力，食少
便溏。

【剂型】片剂。

【使用注意】泄泻兼有大便不通畅，肛门有下坠感者
忌服。

三、莲子保健食品与服用建议

莲子，是莲（又名荷）的果实，又称莲米、莲实、莲蓬
子，中医处方中见到的莲肉、湘莲肉等也是它。莲子是睡莲
科多年生草本植物的成熟种子，中心部包裹绿色的胚芽，俗
称莲心，产于湖南、福建、江苏、浙江及南方各地池塘湖沼
中。8~9月采收莲房，取出果实，除去果皮晒干、生用。

莲子鲜可生食，也可做汤菜、甜食、糕点或蜜饯，其味
清香，营养丰富。干莲子中，糖类的含量高达62%，蛋白质
的含量为16.6%，脂肪、钙、磷、铁及维生素 B_1、B_2 和胡萝
卜素的含量也相当丰富，是老少皆宜的健康食品。通过与其

他食物或一些药食两用的药物适当配伍，可获得较高的食用价值。几种常见的莲子食疗药膳方法如下。

脾胃虚弱者：可用莲肉、大米煮粥，加适量白糖食之。或用莲肉 90g，猪肚 1 个洗净切成块，加水适量，煮汤食之，或将莲子纳入猪肚内煮熟、烤干、研末内服。

遗精肾虚者：莲肉、芡实各 10g，山药 15g、银耳 6g 共水煎，食时加适量白糖服用。其中湿热下注型：莲心 5g，粳米 60g 煮成粥后调入栀子仁 5g（碾末）和糖食用。阴虚火旺型：莲子 60g、芡实 100g 放入除去内脏的老鸭腹内，文火煮 2~3 小时调味服食。

妇女崩漏带下者：莲肉 60g，荔枝干 20 粒，洗净后，放砂锅内加水 500ml，上笼蒸熟食之。

身体虚弱、白带过多者：莲子（去心）、芡实（去壳）各 60g，鲜荷叶一张（剪块），洗净后加糯米一起放入砂锅，加适量水煮熟，食时加适量白糖。

年老体衰、久病体虚者：用莲肉、红糖、米酒各 30g，水煎，待成时打入鸡蛋 1 个，食之。每日 1 次。

心悸、失眠、神经衰弱者：莲肉 10g，龙眼肉 15g，百合 12g，五味子 9g，水煎服。

高血压、头晕脑胀者：以莲子心 2g，开水泡之，服之有一定效果。

健脾祛湿、补血润肤者：莲子（去心）30g，芡实 30g，薏苡仁 35g，龙眼肉 12g，加水 500 毫升，微火煮 1 小时，再加蜂蜜 30g 即可食用。

养阴润肤者：莲子（去心）15g，首乌 15g，沙参 15g，玉竹 20g，生薏苡仁 15g，百合 15g，用纱布包紧，与猪心、肺放入砂锅，加水武火煮沸，改用文火炖透，饮汤食肉，可常食。

此外应注意，莲子不可与蟹、龟类同食，否则可出现某些不良反应；患感冒者、大便干燥及痔疮者不可食用；阳虚者不宜用莲心。

第三节
莲子的合理应用

一、单味莲子用法用量

莲子：用于脾虚泄泻，带下，遗精，心悸，失眠。用量为6~15g。

莲子心：用于热入心包，心烦、神志不清，胡言乱语，心与肾生理协调失常，失眠遗精，血热吐血。用量为2~5g。

二、莲子配伍应用

（一）莲子

1. 莲子配伍芡实

二者均为收涩之品。但莲子入心、脾经，功擅养心健脾、涩肠止泻；芡实入脾、肾经，长于补脾固肾、涩精止遗。二药配伍为用，共奏益肾固精、健脾止泻之功效，用于治疗心与肾生理协调失常之遗精、早泄、遗尿；或脾肾两虚之久泻久痢、带下清稀、小便频数、白浊等症。

2. 莲子配伍人参、白术、茯苓、山药

莲子补脾收涩止泻；人参、白术益气健脾，且白术燥湿止泻；茯苓、山药健脾渗湿止泻。诸药配伍，共奏益气健脾、

渗湿止泻之功效，用于治疗脾胃气虚、运化失职、湿浊下注之便溏泄泻、食少纳呆、消瘦乏力、面色无华、胸脘痞闷等证。举例如下。

（1）治疗心火上炎，湿热下盛，小便涩赤，淋浊崩带，遗精等证　黄芩、麦门冬（去心）、地骨皮、车前子、甘草（炙）各半两，莲子、白茯苓、黄芪（蜜炙）、人参各七钱半。粉碎，混匀。每三钱，麦门冬十粒，水一盏半，煎取八分，空腹食前服。（《太平惠民和剂局方》清心莲子饮）

（2）治疗病后胃弱，不消水谷　莲肉、粳米各炒四两，茯苓二两。粉碎，白砂糖调和。每用两许，开水送下。（《士材三书》莲肉膏）

（3）治疗久痢不止　老莲子二两（去心）。粉碎。每服一钱，陈米汤调服。（《世医得效方》）

（4）治疗下痢饮食不入，俗名噤口痢　鲜莲肉一两，黄连五钱，人参五钱。水煎浓，细细与呷。（《神农本草经疏》）

（5）治疗心经虚热，小便赤浊　石莲肉（去心）六两，炙甘草一两。粉碎。每服二钱，灯心煎汤调服。（《仁斋直指方》莲子六一汤）

（6）治疗小便白浊，梦遗泄精　莲肉、益智仁、龙骨（五色者）各等分。粉碎，混匀。每服二钱，空腹用清米汤调服。（《奇效良方》莲肉散）

（7）治疗产后胃寒咳逆，呕吐不食，或腹作胀　石莲肉两半，白茯苓一两，丁香五钱。粉碎。每服二钱，不拘时，

用姜汤或米汤调服，日三服。(《妇人良方》石莲散)

（二）莲子心

（1）治疗失精久虚漏泄　莲子心一撮，辰砂一分。粉碎。每服二钱，空腹开水送服。(《古今医统》引《卫生方》)

（2）治疗小儿呕吐　莲子心七个，丁香三个，人参三寸。粉碎，混匀，以绵裹奶状，蘸奶汁敷药末在上，令儿呷之。(《普济方》)

三、莲子方剂举隅

❶ 莲子草膏 (《外台秘要方》)

【组成】莲子草汁二升，松叶四两，青桐白皮四两，枣根白皮三两，防风二两，芎䓖二两，白芷二两，辛夷仁二两，藁本二两，沉香二两，秦艽二两，商陆根二两，犀角屑二两，青竹皮二两，细辛二两，杜若二两，蔓荆子二两，零陵香一两，甘松香一两，白术一两，天雄一两，柏白皮一两，枫香一两，生地黄汁五升，生麻油四升，猪鬐脂一升，马鬐膏一升，熊脂二升，蔓荆子油一升。

【制法】上细切，以莲子草汁并生地黄汁浸药一宿；如无莲子草汁，如地黄汁五小升浸药，于微火上纳油脂等和煎九上九下，以白芷色黄膏成，布绞去滓。

【功效主治】长发令黑。主治头风、白屑等。

【服用方法】每夜用涂，其须发即生。

❷ **清心莲子饮**（《太平惠民和剂局方》）

【组成】莲子、白茯苓、黄芪（蜜炙）、人参各七钱半，黄芩、麦门冬（去心）、地骨皮、车前子、甘草（蜜炙）各半两。

【制法】锉散。

【功效主治】清热泻火、补脾止泻、益肾固精、养心安神。主治心烦、口渴、脾虚泄泻、食少厌食、遗精等。

【服用方法】每三钱，麦门冬十粒，水一盏半，煎取八分，去滓，水中沉冷，空心，食前服。发热加柴胡、薄荷煎。

❸ **参苓白术散**（《太平惠民和剂局方》）

【组成】人参100g，茯苓100g，白术（炒）100g，山药100g，白扁豆（炒）75g，莲子50g，薏苡仁（炒）50g，砂仁50g，桔梗50g，甘草100g。

【制法】上药锉散。

【功效主治】补脾胃，益肺气。主治脾胃虚弱导致的食少便溏，气短咳嗽，肢倦乏力等。

【服用方法】口服。一次6~9g，一日2~3次。

❹ **莲子散**（《世医得效方》）

【组成】旱莲子。

【制法】于新瓦上焙干为末。

【功效主治】新旧肠风脏毒，下血不止。

【服用方法】每服二钱，食前米饮调下。

❺ **心脑静片**《简明中成药辞典》

【组成】莲子心 11g，珍珠母 46g，槐米 64g，黄柏 64g，木香 7g，黄芩 286g，夏枯草 214g，钩藤 214g，龙胆 71g，淡竹叶 36g，铁丝威灵仙 179g，制天南星 57g，甘草 14g，人工牛黄 7.1g，朱砂 7.1g，冰片 19.3g。

【制法】以上十六味，朱砂水飞或粉碎成极细粉；莲子心、珍珠母、槐米、黄柏、木香粉碎成细粉，过筛；牛黄、冰片分别研细，过筛；其余黄芩等八味加水煎煮二次，每次 2 小时，合并煎液，滤过，滤液浓缩至相对密度为 1.30（50℃）的清膏。加入莲子心等粉末及辅料，混匀，与朱砂配研，制成颗粒，干燥放冷。加入牛黄、冰片粉末混匀，应出颗粒 1506g 压片，包糖衣，即得。

【功效主治】平肝潜阳，清心安神。主治肝阳上亢所致的眩晕及中风，症见头晕目眩、烦躁不宁、言语不清、手足不遂。也可用于高血压肝阳上亢证。

【服用方法】口服，一次 4 片，一日 1~3 次。

❻ **参术莲子饮**《胎产秘书》

【组成】人参二钱，焦术二钱，茯苓一钱，当归一钱五分，炒芍八分，炙甘草五分，陈皮三分，升麻三分，山药一钱，莲子十粒，姜一片。

【制法】水煎。

【功效主治】产后泄泻，久泻不止或脾泄者。

【服用方法】参苓莲子饮（《胎产心法》卷下）。如腹痛，加炮姜五分。

❼ 专翁大生膏《温病条辨》

【组成】人参、茯苓、鲍鱼、海参、白芍药、莲子、阿胶各 1kg，龟甲（另熬胶）、鳖甲（另熬胶）、牡蛎、沙苑蒺藜、白蜜、猪脊髓、枸杞子（炒黑）各 500g，五味子、山茱萸肉各 250g，羊腰子 8 对，鸡子黄 20 枚，乌骨鸡 1 对，芡实、熟地黄各 1.5kg。

【制法】上药分四铜锅（忌铁器，搅用铜勺），以有情归有情者二、无情归无情者二，文火细炼三昼夜，去滓；再熬六昼夜，陆续合为一锅，煎炼成膏，末下三胶矿合蜜和匀，以方中茯苓、白芍、莲子、芡实为细末，合膏为丸。

【功效主治】燥久伤及肝肾之阴，上盛下虚，昼凉夜热，咸于咳，或不咳，甚则痉厥者。

【服用方法】每服 6g，渐加至 9g，一日三次，约一日 30g，期年为度。

❽ 双补汤《温病条辨》

【组成】人参 9g，山药 15g，茯苓 15g，莲子 18g，芡实 9g，补骨脂 12g，肉苁蓉 9g，山茱萸肉 9g，五味子 9g，巴戟天 9g，菟丝子 15g，覆盆子 9g。

【制法】水煎。

【功效主治】温补脾肾，涩肠止泻。主治老年久痢，脾肾阳虚，大便溏泄。

【服用方法】水煎服。

❾ 摩顶青莲膏 《太平圣惠方》

【组成】生麻油二升，黄牛酥三两，莲子草汁一升，淡竹叶一握，大青一两，葳蕤一两，曾青一两（细研），长理石一两，吴蓝一两，槐子仁一两，川朴消一两，盐花二两，山栀子仁一两。

【制法】先取油、酥、莲子草汁三味，放铜锅中，以慢火熬令如鱼眼沸，即入绵袋，纳药煎之半日，去药，别用绵滤过，又净拭铛，却入药、油，煎令微沸，即下长理石等四味，以柳木篦轻搅10余沸，膏成，收于不津器中。

【功效主治】生发，退热毒风。主治肾虚眼暗，内障，花翳，赤眼，流泪，睛痛，脱发，偏正头风。

【服用方法】每用涂顶及无发处，匀涂，以铁匙摩之，令膏入脑即止，亦不得频，每2~3夜1度摩之，摩膏后，头稍垢腻，任依寻常洗之，用桑柴炭洗头，更益眼矣。

❿ 茯神汤 《奇效良方》

【组成】茯神（去木）四两，独活四两，黄芪五两，远志（去心）五两，防风五两，生姜三两，甘草一两，人参一两，当归一两，牡蛎（煅）一两，白术一两，苁蓉一两，附子一两。

【制法】以涝水一斗二升，煮取三升。

【功效主治】宁心、安神、利湿。主治心虚惊悸，失眠健忘等。

【服用方法】服五合，一日夜尽。

⓫ **金锁固精丸**（《医方集解》）

【组成】沙苑子（炒）60g，芡实（蒸）60g，莲须60g，龙骨（煅）30g，牡蛎（煅）30g，莲子120g。

【制法】共为细末，莲子粉糊为丸。

【功效主治】固肾涩精。主治肾虚不固，遗精滑泄，神疲乏力，四肢酸软，腰痛耳鸣等。

【服用方法】每服9g，每日2次，淡盐水送服。

⓬ **雄猪肚丸**（《方症会要》）

【组成】白术（土炒）四两，莲子（去心皮）一斤，雄猪肚（不下水者）。

【制法】将白术、莲子共研细末，量猪肚大小，去油净，装药入肚内，以线缝之，文武火煮极烂，捣为丸，如梧桐子大。

【功效主治】健脾益肾、涩精止遗。主治脾泄，妇人崩漏。

【服用方法】每服二钱至三钱，早上或中午用米汤送下。

⓭ **安胎饮子**（《古方选注》）

【组成】建莲子（去心）三钱，台州青苎三钱（洗去胶），白糯米三钱。

【制法】用水一盅，煎五分。

【功效主治】妊娠房劳，伤损足三阴所致小产。

【服用方法】每日清晨服。自怀孕 2 月服起，至 6 个月。

⑭ **茯菟丸**（《太平惠民和剂局方》）

【组成】茯苓 300g，五味子（制）600g，山药 600g，菟丝子（炒）1000g，莲子 300g。

【制法】上为细末，酒煮糊为丸，如梧桐子大。

【功效主治】固肾，涩精，止带。用于遗精尿浊，妇女白带。

【服用方法】饭前用淡盐汤或温开水送服。一次 6~9g，一日 2 次。

⑮ **镇痫片**（《中药成方制剂》）

【组成】牛黄 30g，朱砂 30g，石菖蒲 50g，广郁金 50g，胆南星 50g，红参 50g，甘草 10g，珍珠母 500g，莲子心 50g，麦冬 70g，酸枣仁 100g，远志（甘草水泡）50g，茯苓 70g。

【制法】以上十三味，牛黄、朱砂、石菖蒲、广郁金、胆南星、红参、甘草七味，分别粉碎成细粉，过筛，混匀；珍珠母先加水煎煮 4 小时，滤过，滤液中加入其余莲子心等五味，再加水煎煮二次，每次 3 小时，合并煎液，滤过，滤液浓缩成稠膏。将上述牛黄等混合粉末与上述稠膏混匀，制成颗粒，压制成 780 片，即得。

【功效主治】镇心安神，豁痰通窍。主治癫狂心乱，痰迷心窍，神志昏迷，四肢抽搐，口角流涎。

【服用方法】饭前口服。一次 4 片，一日 3 次。

⓰ 清脑复神液《北京地区医疗机构处方集》

【组成】人参 10g，黄芪 40g，当归 15g，鹿茸（去皮）10g，菊花 80g，薄荷 80g，柴胡 80g，决明子 80g，荆芥穗 40g，丹参 80g，远志 100g，五味子 25g，枣仁 40g，莲子心 40g，麦冬 60g，百合 60g，竹茹 20g，黄芩 80g，桔梗 80g，陈皮 20g，茯苓 40g，甘草 20g，半夏（制）20g，枳壳 20g，干姜 2.5g，石膏 40g，冰片 2g，大黄 80g，木通 10g，黄柏 40g，柏子仁 40g，莲子肉 20g，知母 20g，石菖蒲 80g，川芎 60g，赤芍 60g，桃仁（炒）60g，红花 60g，山楂 80g，牛膝 20g，白芷 40g，藁本 80g，蔓荆子 15g，葛根 40g，防风 20g，羌活 80g，钩藤 80g，地黄 20g。

【制法】以上四十八味，粉碎成粗粉，加入白酒适量，密闭，浸泡 30 天，滤过，药渣压榨，压榨汁与药液合并，滤过，加入白糖、蜂蜜等矫味剂适量，搅拌使溶解，密闭静置 15 天，共制成 10L，滤过，分装，即得。

【功效主治】清心安神，化痰醒脑，活血通络。主治神经衰弱，失眠，顽固性头痛，脑震荡后遗症所致头痛、眩晕、健忘、失眠等。

【服用方法】口服，轻症一次 10ml，重症一次 20ml，一日 2 次。

⑰ 杜仲补天素片 《《中国药典》》

【组成】杜仲（盐水炒）31.25g，菟丝子（制）31.25g，肉苁蓉 31.25g，远志（制）31.25g，当归（酒制）31.25g，莲子 31.25g，泽泻 31.25g，牡丹皮 31.25g，白芍 31.25g，淫羊藿 28.125g，黄芪 62.5g，熟地黄 62.5g，山药 62.5g，茯苓 62.5g，白术 62.5g，陈皮 15.625g，砂仁 15.625g，女贞子 14.06g，金樱子 14.06g，山茱萸 3.125g，巴戟天 3.125g，柏子仁 3.125g，党参 62.5g，枸杞子 62.5g，甘草 31.25g。

【制法】以上二十五味，莲子、山药研细粉备用；陈皮、砂仁先提挥发油备用，药渣与杜仲等药味加水煎煮二次，每次 1.5 小时，合并煎液，浓缩至相对密度 1.15~1.18，放冷，加入 1.5 倍量乙醇，搅拌后，静置过夜，取上清液回收乙醇，药液浓缩至相对密度的 1.30，加入莲子、山药细粉，混匀后干燥，研细粉，以稀释剂调至规定量后，制粒，喷入挥发油，混匀，压制成 1000 片，包糖衣，即得。

【功效主治】温肾养心，壮腰安神。主治腰脊酸软，夜多小便，神经衰弱等。

【服用方法】口服，一次 2~4 片，一日 2 次。

⑱ 健脾糕片 《《中药成方制剂》》

【组成】党参 48g，白术（炒）32g，陈皮 24g，白扁豆（炒）96g，茯苓96g，莲子96g，山药96g，薏苡仁（炒）96g，芡实（炒）96g，冬瓜子（炒）64g，鸡内金48g，甘草（蜜炙）32g。

【制法】以上十二味，粉碎成细粉；另取大米（炒）650g、糯米（炒）1300g粉碎成细粉；与上述粉末混合，加入蔗糖粉230g，混匀，制成颗粒，干燥，压制成1000片，即得。

【功效主治】开胃健脾。主治脾胃虚弱，身体羸瘦，食欲不振，大便溏溏。

【服用方法】嚼服，一次2~3片，一日1~2次。

⑲ **正骨紫金丹**《医宗金鉴》

【组成】丁香、木香、瓜儿血竭、儿茶、熟大黄、红花各30g，当归头、莲子肉、白茯苓、白芍各60g，丹皮15g、甘草9g。

【制法】共为细末，炼蜜为丸。

【功效主治】行气活血，消肿止痛。主治跌打损伤，并一切疼痛，瘀血凝聚。

【服用方法】每服9g，童便调下，黄酒亦可。

⑳ **八仙膏**《仙拈集》

【组成】人参、山药、茯苓、芡实、莲子肉各180g，糯米3kg，粳米7kg，白糖霜1.25kg，白蜜500ml。

【制法】将人参等五味各为细末，又将糯米、粳米捻为粉，与药末和匀，将白糖和蜜汤中炖化，随将粉药趁热和匀，摊铺笼内，切成条糕，蒸熟，火上烘干，瓷器密贮。

【功效主治】清热化痰，养阴生津。主治脾胃虚弱，精神短少，饮食无味，食不作饥，及平常无病。

【服用方法】每日清早用白滚汤泡用数条，或干用亦可。

㉑ 小儿止泻散（《北京市中药成方选集》）

【组成】白术（炒）二两，藿香叶五钱，滑石二两，薏苡仁（炒）三两，扁豆（去皮）四两，芡实米（炒）二两，泽泻二两，党参（去芦）三两，厚朴（炙）三两，车前子（炒）一两，莲子肉二两，砂仁一两。

【制法】上为细末，过罗，每包重四分。

【功效主治】健脾，利水，止泻。主治脾胃不和，呕吐泄泻，腹痛胀满，小便不利，不思饮食等。

【服用方法】每服一包，温开水冲服，一日两次。

㉒ 大醒脾散（《普济方》）

【组成】全蝎（焙）两分，白附子（炮）两分，天麻（炮）两分，甘草（炙）两分，人参（去芦）两分，白茯苓（去皮）两分，木香（炮）两分，石菖蒲两分，白术两分，陈皮（去白）两分，南星（炮）两分，莲子肉两分，肉豆蔻两分，山药两分，缩砂仁一分，丁香一分。

【制法】研末。

【功效主治】顺气醒脾，祛风化痰。主治小儿吐泻，脾困不能食，痰喘惊风等。

【服用方法】每服三钱，加生姜、大枣，水煎服。

㉓ 健脾资生丸《全国中药成药处方集》

【组成】党参 150g，薏苡仁（炒）75g，茯苓 100g，山楂（炒）75g，白术（炒）150g，砂仁 75g，甘草（炙）50g，芡实（炒）75g，麦芽（炒）100g，橘红 100g，六神曲（炒）100g，广藿香 50g，山药 100g，桔梗 50g，莲子肉（炒）100g，黄连（姜汁炒）20g，白扁豆（炒）75g，豆蔻 40g。

【制法】上为细末，炼蜜为丸，或水为丸。

【功效主治】补益脾胃，消食止泻。主治胃虚弱，消化不良，脘腹闷胀，慢性腹泻。

【服用方法】口服，一次 9g，一日 2~3 次。

㉔ 八珍粉《北京市中药成方选集》

【组成】莲子肉三百二十两，生白术四十两，茯苓六十四两，芡实一百六十两，山药一百六十两，薏苡仁一百六十两，扁豆六十四两，党参（去芦）四十两。

【制法】上为细末，用白米面一千六百两，兑以上细料面六十四两，蒸熟晾干后，再研为细粉，兑白糖六百四十两，混匀，每包重一两六钱。

【功效主治】补气养血，补脾益胃，安神定志，祛湿等。主治脾胃虚弱，消化不良，饮食减少，面黄体倦。

【服用方法】每服五钱，日服 2 次，开水调服。小儿服用可以代乳。

㉕十香返魂丸（《春脚集》）

【**组成**】公丁香 60g，木香 60g，乳香 60g，藿香 60g，苏合香 60g，降香 60g，海沉香 60g，安息香 30g，麝香 30g，香附 60g，诃子肉 60g，僵蚕 60g，天麻 60g，郁金 60g，瓜蒌仁 60g，磺石 60g，甘草 120g，建莲心 60g，檀香 60g，朱砂 60g，琥珀 60g，京牛黄 30g，冰片 15g，大赤金箔 300 张。

【**制法**】共为细末，甘草膏兑白蜜为丸，金箔为衣，每丸重 3g。

【**功效主治**】芳香开窍，化痰安神。主治痰厥中风，口眼㖞斜，牙关紧闭，昏晕欲死，或诸风狂乱。

【**服用方法**】每服 1 丸，日服二次，温开水送下。如见鬼神，自言自语，或哭登高，姜汤送下；中暑卒晕欲死者，香薷汤送下，七情所伤欲死者，灯心煎汤化下；夜寐怔忡，神魂游荡，重复又卧，醒后不知人事者，灯心、赤金煎汤送下；孕妇怀胎七八九月，忽然晕厥，此为胎晕，人参煎汤冲朱砂进下；孕妇胎动，莲子心煎汤送下；小儿急慢惊风，天吊仰视，口吐痰沫，手足抽搐，薄荷、灯心煎汤送下；男女交合，脱阳脱阴欲死者，升麻煎汤送下。

四、莲子食疗

莲子是人们生活中比较熟悉的一种食材，适合失眠多梦、遗精、高血压的人群食用。在日常饮食过程中，莲子不仅可以鲜食，还可以与其他食物搭配制作营养食品，比如莲子粥、莲子红枣汤、莲肉糕等，具有非常理想的保健作用，是很好的滋补食品。那么莲子的保健食疗吃法都有哪些呢？下面来介绍几种常见做法。

❶ 莲子粥

【制法】准备嫩莲子20g，粳米2两。将嫩莲子发胀后，在水中用刷把擦去表层，抽去莲心冲洗干净后放入锅内，加清水在火上煮烂熟，备用，将粳米淘洗干净，放入锅中加清水煮成薄粥，粥熟后掺入莲子，搅匀，趁热服用。

【功效】补益脾胃，促进消化，提升食欲。

❷ 莲子红枣汤

【制法】准备莲藕两大截，红枣4两，莲子2两，冰糖适量，莲藕去皮切块洗净沥干。红枣和莲子用水浸泡至软后捞起。将藕块和红枣、莲子加冰糖与水煮1.5小时，至食材软透即可。

【功效】补血润肤，可以缓解疲劳，提神醒脑。

❸ 莲肉糕

【制法】准备莲子肉、糯米（或大米）各半斤，炒香；茯苓（去皮）100g。共研为细末，白糖适量，一同捣匀，加水使之成泥状，蒸熟，待冷后压平切块即成。

【功效】补脾益胃。

【适宜人群】适合脾胃虚弱，饮食不化，大便稀溏等病症患者服用。

❹ 莲子汤

【制法】准备莲子60g，生甘草10g，水一大碗。小火煮至莲子软熟，少加冰糖，吃莲子喝汤。

【功效】理气、利尿。

【适宜人群】适用于泌尿系统感染，高血压和动脉粥样硬化病患者。

❺ 莲子心茶

【制法】准备莲子心适量，放入杯中，加入开水，盖上盖子轻轻摇一摇、倒掉（洗茶），再次倒入开水，盖上盖子30秒，即可饮用。

【功效】清热、固精、明目、安神、降血压。

【适宜人群】适用于高热躁烦、神志不清、梦遗滑泄者。

❻ 远志莲粉粥

【制法】远志30g，莲子15g，粳米50g。先将远志泡去心皮与莲子均研为粉，再煮粳米粥，候熟入远志和莲子粉，再煮一二沸。

【功效】补中，益心志，聪耳明目。

【适宜人群】适用于健忘、怔忡、失眠者。

❼ 猪脊羹

【制法】猪脊骨1具，红枣150g，莲子（去心）100g，木香3g，甘草10g。猪脊骨洗净剁碎，木香、甘草两味以纱布包扎，然后与红枣、莲子同放锅中，加水适量，小火炖煮4小时。

【功效】补阴益髓，清热生津。

【适宜人群】适用于糖尿病患者。

五、莲子禁忌证

莲子的禁忌证在古医典籍中早有记载，如《本草拾遗》生则胀人腹，莲子心令人吐，食当去之；《本草备要》大便燥者勿服；《随息居饮食谱》凡外感前后，疟、疸、疳、痔，气郁痞胀，溺赤便秘，食不运化，及新产后皆忌之。可归纳为以下几点。

（1）饮食停滞所致的脘腹胀满及大便燥结者忌服莲子。

（2）凡外感前后，疟、疸、疳、痔，气郁痞胀，溺赤便秘，食不运化，及新产后皆忌莲子。

（3）体质寒性人群慎用莲子心。

六、莲子不良反应及处理方法

莲子的毒副作用：一般人群均可食用，无毒副作用。

莲子食物相克：不能与牛奶同服，否则加重便秘。

服用莲子期间的注意事项：保持良好的作息习惯，尽量避免熬夜；少吃辛辣或者刺激性食物；积极参加户外运动，放松心情；不要给自己太大的压力，学会合理减压。

参考文献

［1］方嘉沁，韩舜羽，王凤娇，等. 莲子的营养成分及其在食品工业中的加工研究进展［J］. 农产品加工，2019（6）：72-75.

［2］吴曼，宗义湘，赵帮宏. 世界莲藕与荸荠贸易格局及展望［J］. 农业展望，2019，15（3）：66-72；79.

［3］何建军，陈学玲，范传会，等. 对发展我国子莲产业的建议［J］. 长江蔬菜，2018（24）：36-39.

［4］林春波，周阿容，朱亨银，等. 福建莲子加工产业的现状及发展策略［J］. 福建轻纺，2018（12）：23-28.

［5］甘子珍. 白莲产业中国专利现状分析及对本土企业的发展建议［J］. 中国发明与专利，2017，14（7）：52-55.

［6］杨秋意，高阳，本刊编辑部. "如荷"莲子探索产业融合［J］. 农村·农业·农民（A版），2017（4）：52.

［7］曾银娥. 湘潭市湘莲产业的增收效应研究［D］. 长沙：中南林业科技大学，2016.

［8］王冰洁. 中国莲文化研究［D］. 杨凌：西北农林科技大学，2015.

［9］王亮亮，夏延斌，任美. 湘莲的营养和保健功效及其在食品加工中的应用［J］. 食品与机械，2015，31（2）：262-266.

［10］刘海清. 湘莲产业的发展对策与建议［J］. 湖南农业科学，2013（15）：145-147.

［11］胡德风. 潜江市莲籽产业现状及发展对策［J］. 农村经济与科技，2013，24（6）：60-61；132.

［12］胡德风. 潜江市莲籽产业现状及发展对策［D］. 北京：中国农业科学院，2012.

［13］亓军红. 我国古代荷的种植及其经济文化价值研究［D］. 南京：南京农业大学，2006.

［14］王振莲，赵琦，李承森，等. 古莲的研究现状［J］. 首都师范大学学报：自然科学版，2005（2）：55-58.

［15］杨学军. 莲藕的栽培价值及加工前景展望［J］. 科学养鱼，2002（7）：56.

［16］张超文，谢梦洲，王亚敏，等. 药食同源莲子的应用研究进展［J］. 农产品加工，2019，2（2）：80-86.

［17］刘大群，冯启利. 莲子心中保健成分的研究概况［J］. 江西食品工业，2005（1）：21-23.

［18］王锦霞，甘婷婷，张妙，等. 莲子去皮方法及其产品开发研究进展［J］. 农产品加工，2019（7）：65-68.

［19］王家宽，张国利. 不同栽培条件对莲子产量和化学成分的影响［J］. 湖北中医杂志，32（5）：75-76.

［20］刘洪章. 莲子、石莲子、苦石莲之鉴定［J］. 吉林中医药，1995（2）：33.